宝宝调脾指南

王树霞 主编

上海科技教育出版社

图书在版编目（CIP）数据

宝宝调脾指南 / 王树霞主编. -- 上海 : 上海科技教育出版社, 2025. 6. -- ISBN 978-7-5428-8423-7

I. R256.3-62

中国国家版本馆CIP数据核字第20258539ZY号

责任编辑　匡志强　周彦呈
装帧设计　符　劼

宝宝调脾指南

主　编　王树霞

出版发行	上海科技教育出版社有限公司	
	（上海市闵行区号景路159弄A座8楼　邮政编码201101）	
网　　址	www.ewen.co　www.sste.com	
经　　销	各地新华书店	
印　　刷	上海华顿书刊印刷有限公司	
开　　本	720×1000　1/16	
印　　张	12.25	
版　　次	2025年6月第1版	
印　　次	2025年6月第1次印刷	
书　　号	ISBN 978-7-5428-8423-7/R·499	
定　　价	68.00元	

编写者名单

主　　审　王霞芳　封玉琳
主　　编　王树霞
副 主 编　尤焱南　陈柏陆
编　　委　陈雯　周雅　刘想
　　　　　丁晨莉　王姗瑛
插图绘制　暮海
插图监制　海棠

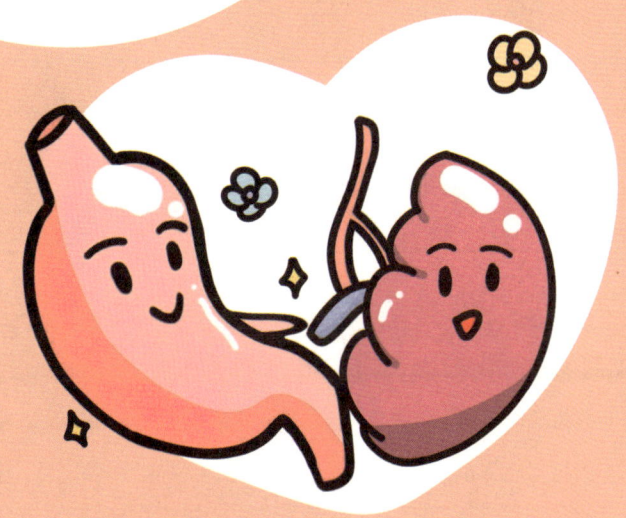

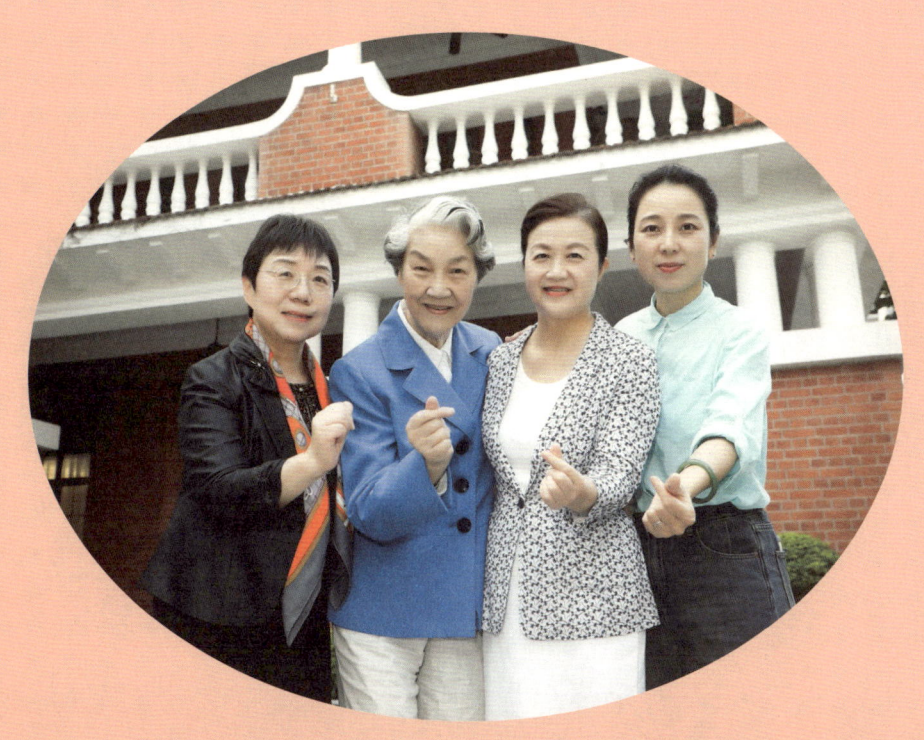

董氏儿科学术传承——王霞芳名中医工作室

祝广大儿童健康成长，逐梦未来！

（从左至右依次为封玉琳、王霞芳、林洁、王树霞）

前 言

在快节奏的现代生活中，儿童健康问题日益牵动着无数家庭的心。脾胃作为"后天之本"，是儿童生长发育的基石。然而，饮食不当、环境压力和生活习惯等多方面因素会损伤脾胃，进而引发食欲不振、睡眠不安、生长迟缓等一系列健康问题。因此，如何科学地调理和保护儿童的脾胃，成为当代家长亟须破解的育儿难题。

董氏儿科是国家级非物质文化遗产代表性项目，至今已历经七代传承。其第四代传人董廷瑶，从医80余年，以学识渊博、医德高尚、医术精湛的职业素养，救治危重病儿无数，在全国中医儿科界被誉为当代中医儿科泰斗，是董氏儿科的奠基人。董氏儿科的学术思想主要体现在"推理论病，推理论治"。在此思想指导下形成"证治九诀"，即明理、识病、辨证、求因、立法、选方、配伍、适量、知变；总结有"小儿用药六字诀"，即"轻"可去实有古训，"巧"夺天工效更宏，"简"化用药须求精，"活"泼泼地建奇功，"廉"价处方大众化，"效"高何须药贵重。董氏儿科历经百年沉淀，结合传统理论与临床实践，逐步形成了具有鲜明特色的儿童脾胃调治体系。

本书基于中西医双重视角，系统梳理儿童脾胃养护的核心理念与实用技法，旨在为家长和医务人员提供一份易懂、可操作的"调脾指南"，以便更好地调理儿童脾胃，促其健康成长，也可提供给幼师阅读参考。

本书以问题为导向，以症状为纲，逐条解析病因，为儿童常见的饮食、睡眠与生长问题（如吐奶、磨牙、便秘、身高增长慢等）提供全面的干预方案。方案涵盖"外治技术""食疗药膳""推拿手法"三大方面，重点介绍了董氏指压法、开胃贴、针刺四缝穴等特色技术，并配有详细步骤图解，方便家长操作。

从衣、食、住、行四大维度入手，详细解答家长在日常育儿中常遇到的困惑，例如，如何选择合适的衣物材质？春捂秋冻是否科学？运动如何健脾？本书将中医"治未病"理念融入日常生活细节，帮助家长为儿童构建强健的脾胃生态。

本书的写作过程中避免了晦涩的医学术语，以通俗易懂的语言传递中医智慧，既保证科学性，又富有趣味性，进一步增强了本书的实用价值。

本书可以帮助家长快速查阅并应对常见的脾胃不调症状。愿每一位家长读者都能通过这本书，找到适合自己宝宝的调养之道，守护宝宝的健康成长。董氏儿科团队将继续怀着敬畏之心，深入探索儿童健康领域，与万千家庭携手，共同推动宝宝茁壮成长。

编者

2025 年 2 月

目 录

第一部分　小儿脾胃有特点　1

第二部分　小儿脾胃病有征兆　9

饮食篇　10
宝宝没有食欲怎么办　11
宝宝吐奶怎么办　19
宝宝不肯自主进食怎么办　24
宝宝食物过敏怎么办　29

排便与消化篇　36
宝宝吃饭后立即大便怎么办　37
宝宝便秘怎么办　42
宝宝总是肚子痛怎么办　50
宝宝口臭怎么办　56

睡眠篇　62
宝宝睡觉磨牙怎么办　63
宝宝睡觉出汗怎么办　69
宝宝睡觉打鼾怎么办　74
宝宝睡觉尿床怎么办　81

生长发育篇　87
宝宝身高增长慢怎么办　88
宝宝眼袋发青怎么办　94
宝宝咬指甲怎么办　100

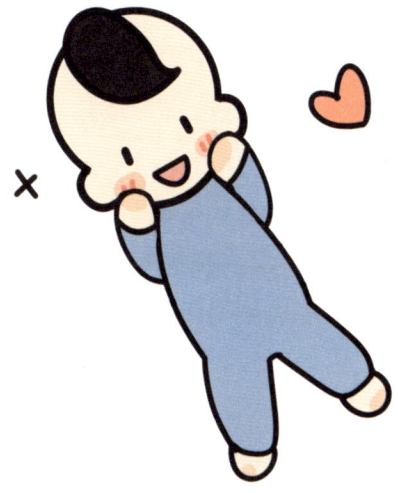

第三部分　小儿脾胃病调养有妙招　105

董氏儿科食疗妙方　106
　　开胃消食食疗方　107
　　清热化痰食疗方　112
　　润肠通便食疗方　116
　　健脾止泻食疗方　120
　　安神助长食疗方　123

小儿推拿手法　126
　　推拿治疗便秘：让宝宝轻松排便　127
　　推拿治疗腹泻：缓解宝宝腹泻的痛苦　129
　　推拿治疗厌食：让宝宝吃得香　132
　　推拿治疗反复呼吸道感染：提高宝宝的免疫力　134
　　关于小儿推拿的问与答　136

董氏儿科特色适宜技术　137
　　董氏指压法治疗婴幼儿吐乳症　138
　　针刺四缝穴治疗脾失健运型小儿厌食症　140
　　董氏开胃散外敷治疗湿食里滞型小儿厌食症　142

附录　儿童生活养护宝典——衣食住行　144
　　衣护儿童　145
　　食养儿童　159
　　住安儿童　168
　　行健儿童　176

参考文献　185

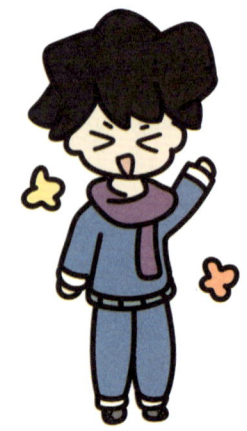

第一部分
小儿脾胃有特点

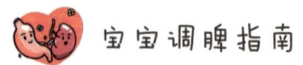

儿童因其独特的生理、病理特点，导致其在疾病发生与恢复过程中有着与成人不同的表现。中医儿科著名医家万全的"三有余，四不足"理论，提出小儿"肝常有余，心常有余，阳常有余；脾常不足，肺常不足，肾常虚，阴常不足"。这一理论强调了儿童机体功能的特殊性，尤其是脾胃功能的薄弱。董氏儿科认为儿童的健康成长与脾胃功能密切相关。具体来看，中医将脾胃视为一个整体，现代医学从解剖学、生理学、病理学等角度理解脾胃，将其功能分散在消化系统和免疫系统中。

儿童生理、病理特点不同于成人

生理特点

儿童的器官尚未完全发育，因此脏腑功能不如成人稳定，身体的防御能力和适应能力也相对较弱，比如，儿童的胃肠道消化功能较弱，容易出现消化不良、腹泻、便秘等问题；免疫系统不完善，使其容易感染病毒或细菌。这点可以用中医理论总结为"脏腑娇嫩，形气未充"。

虽然儿童的身体尚未完全发育成熟，但他们正处于快速生长发育的阶段。尤其在生命的前几年，体重和身高显著增长，大脑发育非常迅速，语言、记忆和运动能力在几个月内就能迅速进步，符合"生机蓬勃，发育迅速"的特点。

这些特殊的生理特点决定了儿童更易受环境和饮食影响，因此需要特别关注饮食和免疫防护，比如，儿童的体温调节能力较差，容易受到外界环境的影响，护理时应注意合理加减衣物。

病理特点

由于儿童"脏腑娇嫩，形气未充"，免疫系统也在不断完善中，因此其身体的防御能力较弱。相比成年人，更容易受到细菌、病毒等病原体感染或环境变化的影响而生病。此外，儿童的病情发展往往比成人更快，症状可能会在短时间内加重或变化，需要家长和医生密切关注。这点可以用中医理论总结为"发病容易，传变迅速"。

儿童虽然更容易生病，而且疾病进展较快，但在恢复方面通常具备较大的优势。这主要得益于儿童旺盛的生命力以及强大的细胞修复和再生能力，因此即便是较为严重的疾病，如得以及时治疗，往往也能够在短期内恢复健康。同时，儿童的身体没有积累过多的慢性疾病，对药物和治疗的反应通常较为敏感，治疗效果更为显著，病情好转的速度也较快，即中医说的"脏气清灵，易趋康复"。

因此，面对儿童的疾病，家长和医生应保持信心，采取有效的治疗措施，尽早干预，助其更快地恢复健康。在治疗过程中，除了药物治疗，良好的护理和保育同样是保障儿童健康恢复的关键。

儿童消化系统不同于成人

儿童的消化系统在生长过程中具有一系列区别于成人的特征，因此需要特别关注。

儿童胃容量与消化能力的特点

1. 胃容量与消化能力随年龄增长 儿童的胃容量是逐渐增加的。新生儿的胃容量为30~60毫升，因此他们无法一次性摄入大量食物；到了6个月左右，胃容量可增至200~250毫升；1岁时接近成人的胃容量。这一变化反映儿童消化能力随年龄增长而逐步提升。

2. 胃排空速度较慢 特别是在出生后早期，婴儿的胃对食物的消化能力较弱，其胃酸分泌和胃肠道蠕动功能未完全成熟，因此婴儿需要较长时间来消化摄入的液体或乳制品。

胃肠道酶的分泌不足

儿童，尤其是婴儿，消化道分泌的消化液中胃蛋白酶、胰蛋白酶、胰脂肪酶等酶类的活性较低，在消化较复杂的蛋白质和脂肪方面能力较差。因此，在婴儿时期选择母乳喂养对婴儿的消化功能更有帮助。相比配方奶或牛奶，母乳含有易于消化的蛋白质和脂肪，能够帮助婴儿更好地消化吸收。

肠道发育与肠道菌群的形成

1. 肠道发育的逐步完善 新生儿出生时，肠道尚未完全发育成熟，尤其对大分子食物的消化能力较差。肠道内的微生物群落尚未建立完善，缺乏足够的

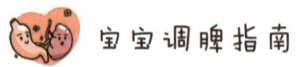

菌群帮助食物消化。

2. **肠道菌群逐渐多样化** 随着婴儿成长，肠道菌群逐渐多样化。出生后几个月，婴儿的肠道开始定植来自母亲的微生物，母乳中的益生菌有助于菌群的建立和维持。

胃肠黏膜屏障功能的发育

1. **免疫屏障不成熟** 新生儿的免疫系统和胃肠黏膜屏障尚不成熟，对病原的防御能力较差。消化道黏膜功能尚未发育完全，容易受到病菌的侵害。

2. **胃液分泌不足** 婴儿的胃液分泌较少，胃内酸性环境相对较弱，不足以有效消灭进入胃肠道的病菌。

肠道运动与排便规律

1. **肠道运动不规则** 儿童，尤其是婴儿，肠道的运动功能不稳定，肠道蠕动能力较弱，容易导致便秘或腹泻等消化问题。随着年龄的增长，肠道的运动逐渐规律，排便情况会趋于稳定。

2. **排便频率的变化** 新生儿通常在每次喂养后排便，大便较为稀软；随着年龄的增长，大便的频次逐渐减少，质地逐渐成形。

儿童脾胃调补有讲究

在中医学中，脾胃被视为"后天之本"，负责食物的消化与吸收，是气血生化的源泉。由于儿童脾胃功能发育不完全、生长发育需求高等生理因素，又加上可能存在喂养方法不当以及气候、病邪等外界因素的影响，导致儿童的脾胃较易受到影响，运化功能下降，从而出现脾胃失调的症状，形成儿童"脾常不足"的特点。因此，儿童需要特有的调补脾胃的方法。

脾胃失调的表现

1. **体弱易感病邪** 卫外不固，外邪入侵导致发热、反复呼吸道感染（如扁桃体炎、肺炎）、哮喘等，并且病程迁延难愈，常伴有乏力、多汗、精神不振。

2. **生长发育迟缓** 脾胃失调，精微不布，筋骨失养，导致囟门闭合延迟，出牙晚且稀疏，身高、体重低于同龄标准，肌肉瘦弱，骨骼发育迟缓，运动能力落后，体力活动耐力差。

3. 消化功能异常 运化失司，升降失调，导致食欲缺乏、偏食、食后腹胀、大便溏稀（夹有未消化食物）、便秘与腹泻交替、胃部不适及经常腹痛等症状。

4. 面色舌象特征 外显内虚之征表现为面色萎黄或苍白，唇色淡白，舌体胖大，舌边有齿痕，舌苔白腻或剥脱，常常伴有形瘦、乏力、精神不振等。

纠正养育误区，保护脾胃

1. 饮食喂养在质不在量 在现代育儿中，过度喂养已成为许多家长的"甜蜜负担"。一些家长精心准备多种辅食，或强迫宝宝进食，生怕宝宝少吃一口。这样的做法不仅不利于健康，反而可能导致积食、厌食和生长问题。正如《黄帝内经》提醒，"饮食自倍，肠胃乃伤"，婴幼儿脾胃娇嫩，过度喂养会伤害其脾胃，影响整体健康。

【把握喂养三原则】

辅食添加循序渐进　从4~6月龄开始，辅食应从单一泥糊状的食物开始，逐渐增加种类和颗粒度，帮助宝宝适应不同的食物。

建立饥饿信号机制　尊重宝宝的饮食节奏，允许宝宝有"不想吃"的权利，避免强迫进食，培养健康的饮食习惯。

营养密度优先原则　选择营养密集型食材，如鸡蛋、鱼肉、深色蔬菜等，确保宝宝摄入充足的营养，促进身体健康。

2. 衣着调节三分寒更健康 《育婴家秘》中有云："若要小儿安，三分饥与寒。"适当的寒暖调节，不仅有助于减少生病的机会，还能有效保护脾胃，增强免疫力，保持整体健康的平衡。我们常见一些家长担心宝宝着凉，使其穿得过厚。过度保暖导致宝宝出汗，从而毛孔大开，寒气反而更容易侵入体内，增加生病的风险。反复生病又可损伤脾胃功能，而脾胃虚弱又会进一步导致免疫力降低，使宝宝陷入反复感染的不良循环。

【判断冷热小技巧】

摸后背皮肤判断添衣与否更准确　以皮肤温暖干燥为佳，说明宝宝的体温适中，身体状况良好。通常家长选择触摸手脚来感受宝宝的体温，这其实是一个误区。其末梢血液循环不完全，无法准确反映宝宝的体温，容易误判冷热。

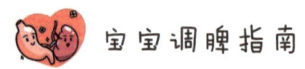

观察宝宝的鼻尖、后颈等部位　如果发现宝宝的鼻尖微红或后颈湿润，说明可能出汗过多或过热，应及时擦汗、减衣，避免因过度保暖导致陷入反复感染的不良循环。

推荐"补脾"方法

儿童的脾胃调补应遵循"无病不用药，有病少用药"的原则，食补为主，药补为辅。食补通常是首选，特别是对于食欲不佳、体重偏瘦或容易生病的儿童。根据不同的情况，家长可以通过合理的饮食调节来增强宝宝的脾胃功能。药补有助于改善虚弱体质，但重点应放在"补不足"，而非盲目增强。只有在明确病因、辨别体质后，结合儿童的成长需求和脾胃功能状态，才能进行科学调补，帮助儿童健康成长。

1. 食补建议

食欲不佳或体型偏瘦的儿童　一日三餐要定时定量，主食以米面为主，搭配鱼、肉、蛋等优质蛋白质和新鲜蔬菜、水果，确保营养充足，支持宝宝的生长发育。

消化功能差的儿童　可以在米粥中加入山药、白扁豆、莲子、芡实、山楂等食材，有助于调理脾胃，促进消化吸收。

气血不足的儿童　可以炖汤或煮粥时适量加入枸杞子、山药、红枣等食材，不仅滋补肝肾，还能增强气血，帮助宝宝健康成长。

肥胖或性早熟的儿童　需要控制高热量、高脂肪食物的摄入，如奶油甜品、含糖饮料、油炸食品等。多选择低脂高纤维食材，如全谷物、新鲜绿叶蔬菜和水果，既能保持营养均衡，又能控制体重。

2. 药补适用情况

药补主要用于先天不足、生长发育迟缓、体弱瘦小或病后身体虚弱的儿童。中药调理有助于补其不足，平衡阴阳，增强免疫力，促进身体发育。这也是中医"治未病"的核心理念。

3. 药补的原则

先治基础疾病　例如，发生反复呼吸道感染、哮喘、急性胃肠炎等疾病时，应在症状缓解后再调补。

先调体质再补益 在药补之前，应先调整儿童的体质，特别是解决脾胃失调的问题。否则，可能无法达到补益效果，反而增加身体负担。

不宜长期服用 药补应遵循"适量、适时"的原则，应在医生指导下进行阶段性服用。避免长期使用滋补类中药，以免对儿童身体造成负担。

董氏儿科调护儿童健康的核心策略——"脾胃为根，四季为法"

董氏儿科调护理念强调，儿童的健康调养应以脾胃为核心，注重顺应自然四季的变化进行养护，遵循"无病不用药，有病少用药"的原则，强调通过调整饮食、作息和环境等措施来促进儿童的身体健康发育。

顺应四季变化

根据中医"天人相应"理论，自然界的季节变化与人体健康密切相关，儿童的养护应顺应四季的节律。此外，儿童的作息应与自然界的昼夜变化相适应，遵循"四时阴阳"的原则。调整作息，顺应四季变化，不仅能帮助儿童的生长发育，还能有效提高其免疫系统的抗病能力，保持身体的平衡与健康。

春夏季节，阳气充沛，白昼时间较长，此时早起可享受充足的阳光和活力；秋冬时节，阳气逐渐敛藏，白昼缩短，可早睡晚起，有助于养护阳气，增强免疫力。针对不同季节的特性，董氏儿科也强调相应的调养诀窍。

1. **春季防病** 春天是阳气生发的季节，如果保护不当，则容易感染疾病。春季需要注意适当增减宝宝的衣物，避免受凉感冒，同时饮食要清淡，防止脾胃积滞。

2. **夏季调养** 夏季阳气最旺盛，是调养的好时机。此时进行穴位敷贴，结合清淡饮食和适量运动，能疏通经络，促进气血流通，从而预防秋冬的疾病。同时，夏季也是儿童气血较通畅的时期，药物更容易被吸收，此时调养更能增强免疫力，预防呼吸道感染。

3. **秋季滋润** 秋季气候干燥，此时要注重润肺养阴，可以增加银耳、梨等润燥食物，增强呼吸道抵抗力，减少干燥症状。

4. **冬季进补** 冬季是进补的最佳时机，选择合适的膏方调理脾胃、补益气血，可以增强宝宝的体质，为来年的健康成长打下良好基础。

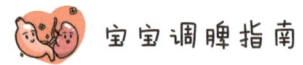

脾胃调养重夏冬

董氏儿科基于对四时节令的认识以及上述小儿脾胃特点,以脾胃为核心,滋养五脏六腑,结合"夏季穴位敷贴"和"冬令膏方进补",达到预防疾病、增强体质的效果。

1. 夏季穴位敷贴 如前文所说,夏季很适合调养。此时进行穴位敷贴,能疏通经络,增强免疫力,从而预防呼吸道疾病。药物通过穴位直达经络,促进气血流通,帮助提高儿童身体的抵抗力,减少秋冬季节感冒、哮喘等疾病的发生。

2. 冬令膏方调养 冬季是"阳气内藏"的时节,适宜进补,有助于储存精华、调养体质、扶正祛邪,增强抗病能力。针对小儿常见的肺脾肾不足,进补可以补益气血、强健脏腑,促进身体健康。膏方是根据宝宝的体质和病情调配的,可以帮助调整气血、阴阳,增强免疫力,预防疾病。膏方有平补、调补、清补、温补等类型,适用于不同体质的儿童,结合四季养护和中医调理,能更有效地帮助宝宝保持健康,提升免疫力,健康成长。

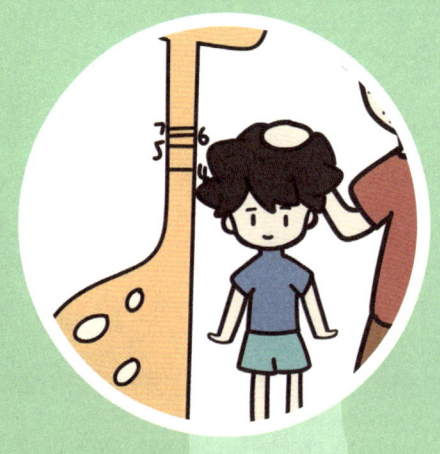

第二部分

小儿脾胃病有征兆

饮食篇

　　小儿脾胃病的征兆通常为消化吸收功能的减弱，脾胃作为孩子生长发育的重要基础，其健康与否直接影响着孩子的食欲和身体发育。

　　首先，食欲缺乏是小儿脾胃虚弱最常见的征兆之一。脾虚导致孩子的消化吸收能力减弱，食物难以被有效运化，孩子对食物的兴趣下降，甚至出现明显的食量减少。这不仅会影响孩子的日常饮食，还可能导致孩子生长发育的滞后。

　　其次，消化不良也是脾虚常见的表现之一。脾气虚弱无法有效运化食物，孩子会出现腹胀、腹痛、嗳气、恶心等消化不良的症状；胃肠功能紊乱，可导致食物在胃肠内滞留，引发不适感。如果长期如此，可影响孩子的健康和发育。

　　如果孩子长时间有这些表现，家长应及时关注，采取合适的调理方法，帮助孩子恢复脾胃健康，以促进正常的生长发育。

宝宝没有食欲怎么办

小乐平时胃口很好,但最近总是对着饭菜发呆。妈妈端来他最爱吃的炒鸡蛋,小乐却摇摇头:"不想吃,没胃口。"这样的情况持续了好几天,妈妈带他去看医生,医生说小乐身体很健康。

其实,食欲缺乏是身体发出的信号。可能是因为学习压力大、情绪波动,也可能是因为吃了不合适的食物。虽然短期食欲缺乏是身体的自我调节,但长期如此会影响宝宝的成长。那么,宝宝为什么会突然不想吃饭?我们又该如何帮助他们恢复食欲呢?

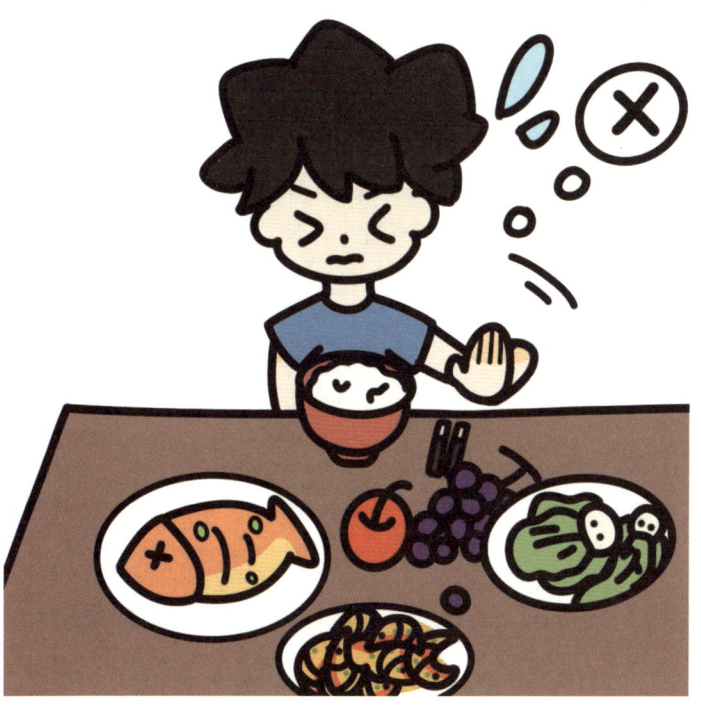

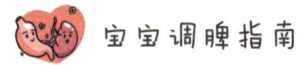
宝宝调脾指南

改善进食习惯，拯救"饭渣"宝宝

宝宝食欲减退或缺乏的常见原因

生理因素

1. 生长发育阶段的变化 宝宝在生长过程中，食欲会出现阶段性波动。婴儿期（从出生至3岁）是食欲最旺盛的时期，因为生长速度快，需要大量能量和营养支持。但当宝宝成长到3岁后，其生长速度放缓，营养需求减少，食量可能会减少，食欲也会波动。这是正常现象，并不代表存在健康问题。随着年龄增长，宝宝的食量趋于平稳，可能会挑食。家长应保持耐心，尊重宝宝的食欲变化，确保饮食多样化，提供满足成长所需的营养。

2. 换牙期 宝宝进入换牙期时，乳牙逐渐脱落，恒牙开始萌出。这个过程不仅是一个生理变化，还可能带来一些不适，影响宝宝的食欲。由于牙龈发炎带来的肿胀或疼痛，可能会让宝宝觉得咀嚼食物困难，尤其是坚硬或需要大量咀嚼的食物，因此他们更倾向于选择软质食物，甚至不愿意进食。此外，换牙期间，宝宝可能会出现轻微的发热、流口水等症状。

3. 季节变化 特别是大幅度的气温波动，会影响宝宝的食欲。夏季高温是最典型的例子。气温升高时，宝宝通过出汗调节体温，水分和电解质流失较多，能量需求减少，导致食欲减退。这种食欲减退通常是短期的，随着季节变化，食欲会逐渐恢复。

心理因素

1. 情绪波动 宝宝在成长过程中会经历各种情绪变化，如焦虑、愤怒、悲伤等，这些负面情绪会显著影响他们的食欲。以下是情绪波动导致食欲减退甚至缺乏的几种常见情况。

学业压力 考试临近或作业繁重时，宝宝容易产生焦虑情绪，导致食欲减退，甚至引发胃肠不适，影响消化功能。

社交困扰 在学校中，宝宝可能因外貌、成绩或性格等原因遭遇排挤或嘲笑，这种社交压力会引发孤独感和低自尊，进一步导致食欲减退。

缺乏安全感　宝宝在面对陌生环境或变化时，可能会感到不安和焦虑，从而食欲减退。例如，第一次上幼儿园或学校，或家中发生重大变化（如搬家、父母离婚等），宝宝可能因缺乏安全感而拒绝进食。这时，宝宝可能更依赖熟悉的食物和环境，表现为偏食或食欲减退。

2. **个人偏好**　宝宝可能因为食物的口感、外观或气味而拒绝某些食物。家长可以通过改变食物的形状或烹饪方式，增加宝宝对食物的兴趣。以下是偏食的主要原因。

偏好甜食或碳水化合物　许多宝宝偏爱甜食或碳水化合物食物（如糖果、糕点、米饭等），而对新鲜蔬菜、水果及蛋白质类食物兴趣不足。

口感与外观　宝宝可能因食物的口感或外观（如颜色、形状）不符合他们的喜好而产生排斥心理。例如，菠菜、胡萝卜等蔬菜常因口感或气味被宝宝拒绝。

早期食物经验　若宝宝早期对某种食物有过不适反应（如过敏、呕吐等），可能会对该食物产生长期的厌恶。

模仿行为　有些宝宝可能会模仿家长或同龄人的饮食习惯。如果家庭中有偏食的成员，宝宝也可能表现出类似行为。

疾病因素

导致儿童食欲缺乏的疾病多种多样，既包括口腔问题、呼吸道感染、胃肠问题等常见疾病，也包括贫血和慢性疾病等。家长应密切关注宝宝的身体状况，及时调整饮食和生活习惯，必要时寻求专业医疗帮助，确保宝宝的健康成长。

1. **感冒**　感冒是导致宝宝食欲缺乏的常见原因，尤其是出现发热、鼻塞或喉咙痛等症状时，会使宝宝在进食时感到不舒服，从而食欲减退。中医认为，感冒时脾胃运化功能减弱，宝宝的食欲常因此受到影响。

2. **便秘**　便秘是学龄前儿童常见的胃肠问题，可能由于缺少膳食纤维、饮水少或缺乏运动。宝宝会因此出现腹胀或腹痛，从而影响食欲。

3. **肠胃炎**　通常由细菌或病毒感染引起，导致恶心、呕吐、腹泻等症状。宝宝在患病时往往无法正常进食，食欲明显下降。

4. **其他胃肠不适**　除便秘和肠胃炎外，不适合的食物（如过敏原）、饮食

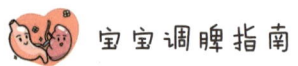

不规律或其他胃肠道问题也可能引起胃肠不适症状,导致宝宝在进食后感到不适,使他们对食物产生排斥,也会影响宝宝的食欲,需要家长仔细观察。

5. **牙齿问题**　宝宝在出现龋齿、牙龈炎等牙齿问题时,可能会由于咀嚼困难或疼痛而不愿进食,导致食欲减退。

6. **耳鼻喉疾病**　宝宝如患有喉炎、扁桃体炎、中耳炎、腮腺炎等疾病时,常出现喉咙疼痛、耳部不适等症状,也可能导致食欲缺乏。尤其是吞咽时的痛感,常让宝宝不愿进食。

7. **贫血或营养不良**　贫血(如缺铁性贫血)或其他营养不良情况,也可能导致宝宝的食欲缺乏。缺乏某些重要的微量元素(如铁、锌等)会影响宝宝的食欲和体力,导致进食量减少。

8. **其他慢性疾病**　慢性疾病(如糖尿病、甲状腺问题、肝脏或肾脏问题等)可能会影响宝宝的食欲。长期存在的健康问题可能导致宝宝出现食欲缺乏、体重减轻等症状,这时需要在医生的指导下进行治疗和饮食管理。

9. **药物影响**　如患有注意缺陷多动障碍的宝宝,可能因其服用的治疗药物而影响食欲。

家庭饮食习惯

家庭饮食模式对宝宝的食欲和饮食习惯有重要影响。父母应以积极的方式引导宝宝,避免强迫,注重食物多样化,从而促进宝宝健康饮食习惯的形成。

1. **不良饮食习惯的影响**　不规律进食或食物单一化可能导致宝宝偏食。父母的不健康饮食行为(如偏爱高糖、高油食物)可能让宝宝对健康食物产生抗拒。

2. **强迫进食的负面影响**　强迫宝宝吃不喜欢的食物可能加剧其对食物的抵触心理,进一步导致食欲缺乏。

3. **积极引导的作用**　鼓励宝宝尝试新食物或向其讲解健康食物的益处,可以帮助宝宝形成健康的饮食习惯。

如何帮助宝宝恢复食欲

宝宝的食欲问题通常是短暂的,但长期食欲缺乏可能对健康产生负面影响。家长应保持冷静,采取科学、温和的措施帮助宝宝恢复正常的饮食习惯。

调整饮食结构

1. 多样化饮食　通过多样化饮食，宝宝不仅能够获得更多的营养成分，还能提高对食物的兴趣，从而解决食欲缺乏的问题。

色彩丰富、营养均衡的食物　建议使用多种颜色的食材（如西红柿、菠菜、胡萝卜）组合，吸引宝宝的视觉兴趣，同时确保宝宝获得丰富的维生素、矿物质和膳食纤维，增强免疫力。

创新食物形态　通过改变食物的形态和做法，比如将食物切成小块或使用模具制作成有趣的形状（如动物、星星），可以增加宝宝的进食乐趣。

健康烹饪方式　推荐采用蒸、煮、炖等烹饪方法，在保留营养的同时避免过多油脂和调料。

适当加入宝宝喜欢的食物　建议在饮食中加入宝宝喜爱的健康食物（如水果、酸奶）或健康零食（如自制的低糖饼干、奶酪、酸奶等），避免因单调饮食导致厌食。

2. 小分量、多次喂食　宝宝的胃容量较小，一次吃太多的食物容易让他们感到不适，反而会减少他们的食欲。将餐食分成多个小分量进行喂食，是一个非常有效的解决方案。

分餐制　家长可以将餐食分成小分量分次给予，减少宝宝的进食压力，确保每餐摄入适量营养。

增加餐点频率　在正常的三餐基础上，家长可以在上午和下午进行加餐，避免宝宝因过度饥饿而食欲减退。加餐选择低热量、易消化的小食，如水果、酸奶、坚果等，不仅可以确保宝宝得到足够的能量，还能避免宝宝因一次进食过多而有压力。

合理分配食物种类与时间　建议早餐以高蛋白、高纤维食物为主；午餐选择种类丰富、富含营养的食物；晚餐选择容易消化的食物。同时，要尽可能固定早餐、午餐和晚餐时间，帮助宝宝形成生物钟，促进食欲。如晚餐尽量在睡前1小时完成，以避免晚上胃部过于活跃影响睡眠。

3. 补充水分　鼓励宝宝多喝水，如温水、汤或适量自制的天然果汁，避免高糖饮料。餐前喝一小杯温水或一小碗热汤有助于唤醒食欲，但避免过量饮水

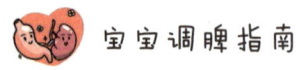

影响正餐进食量。

营造良好的饮食环境

播放柔和音乐或保持轻松谈话，可以帮助宝宝集中注意力进食；设定餐桌为"无电子产品区"，家长要与宝宝一起专注于食物。此外，不在餐桌上讨论成绩、作业等可能让宝宝感到压力的话题，可以与宝宝分享趣事或笑话，避免将用餐变成任务或压力，构建愉快的用餐氛围。

注意心理健康，避免强迫进食

1. 了解宝宝的情绪变化

观察与沟通　关注宝宝的情绪波动，及时与他们沟通，帮助表达内心感受。

提供情感支持　认真倾听宝宝的想法，给予关心和支持，减轻其焦虑；当宝宝尝试新食物或吃完餐食时，家长要及时给予表扬，建立正向反馈。

2. 避免过度强调食欲问题

不施加压力　避免在用餐时强迫宝宝进食，以免加剧抵触情绪。

设定合理期望　根据宝宝的年龄和食量需求，设定合理的饮食目标，尊重其食欲的变化。

3. 适当运动

鼓励宝宝平时多参与跳绳、踢球、游泳等运动，促进血液循环并缓解压力，达到提升食欲的效果。

特殊情况处理方法

1. 换牙期　为了帮助宝宝顺利度过这个阶段，家长可以采取以下措施。

提供温和易吞咽的食物　如粥、汤、面条等，这些软质食物可以减少对牙齿和牙龈的刺激，同时确保宝宝获得足够的营养。

缓解牙龈不适　可用温水漱口或轻轻按摩牙龈，帮助宝宝减轻牙龈疼痛和不适感。

2. 夏季高温　家长可以采取以下措施帮助宝宝安度炎夏。

提供清淡、易消化的食物　如番茄蛋花汤、凉拌黄瓜、苹果香蕉沙拉、西瓜蜜瓜沙拉、蒸蛋羹、酸奶等食物，既能刺激食欲，又能补充营养。

保证充足的水分摄入 可以用自制的柠檬水代替含糖饮料，避免喝太多饮料导致宝宝更不想吃饭。

把握就医时机

当宝宝出现以下几种情况时，家长应及时评估并寻求专业帮助。

1. **食欲减退持续未见改善** 如果宝宝食欲减退持续数天且无恢复趋势，尤其是伴随体重明显下降，可能提示潜在健康问题，需尽快就医。

2. **伴随腹痛或其他消化不适症状** 腹痛、胀气、恶心、呕吐等症状可能与胃肠疾病相关，需就医排查。

3. **伴随发热、咳嗽或其他感染症状** 食欲缺乏伴随发热、咳嗽、喉咙痛等，可能是呼吸道感染（如感冒、流感）的表现，需及时诊断和治疗。

4. **伴随情绪或行为异常** 食欲缺乏伴随嗜睡、焦虑、抑郁等症状，可能提示心理健康问题或严重身体疾病，需尽早寻求专业帮助。

董氏儿科有时策

病因病机

1. 喂养不当，饮食失节 家长喂养方式不当，如过度喂养、强迫进食、饮食不规律，或提供过多高糖、高脂肪、高盐的零食，导致脾胃负担过重，运化功能受损，进而影响食欲和消化吸收。

2. 禀赋不足，病后失调 宝宝先天体质较弱，或病后未能及时调理，导致脾胃功能恢复缓慢，致使脾胃虚弱，运化无力，气血生化不足，导致食欲缺乏。

3. 脾阳失展，营卫不调 外感寒邪、饮食生冷或久病耗伤脾阳，导致脾阳不振，运化功能减弱，水谷精微无法正常输布，营卫失调，进而影响食欲和免疫力。

4. 胃阴不足，津液耗伤 热病伤阴或久病耗伤阴液，胃阴不足导致胃失濡润，使消化吸收功能减弱，出现口干、便秘、食欲缺乏等症状。

5.环境变化，情志不畅　生活环境改变（如搬家、转学、家庭矛盾）带来压力与焦虑情绪，使宝宝情志不畅导致肝气郁结，肝郁乘脾，脾胃功能失调，进而影响食欲。

调摄有法

对于难以配合内服中药的患儿，董氏儿科提出了内外合治的方法，选用董氏开胃散外敷以及针刺四缝穴，可达到较好的治疗效果。具体方法将在第三部分作详细介绍。

宝宝吐奶怎么办

小乐是个刚出生几天的宝宝，小乐妈妈发现他在吃完奶后经常吐奶。每次吐奶时，妈妈都会感到非常紧张，担心小乐是不是生病了。为了弄清楚原因，妈妈决定带小乐去看儿科医生。

医生在仔细询问小乐的喂养情况和吐奶的频率后告诉妈妈，小乐的吐奶很可能是生理性吐奶，这是婴儿期常见的现象，通常与宝宝的发育情况、喂养方式以及胃部的承受能力密切相关。

接下来，我们将详细解读这些原因，帮助家长们更好地应对宝宝的吐奶问题，让大家不再为此过度焦虑。

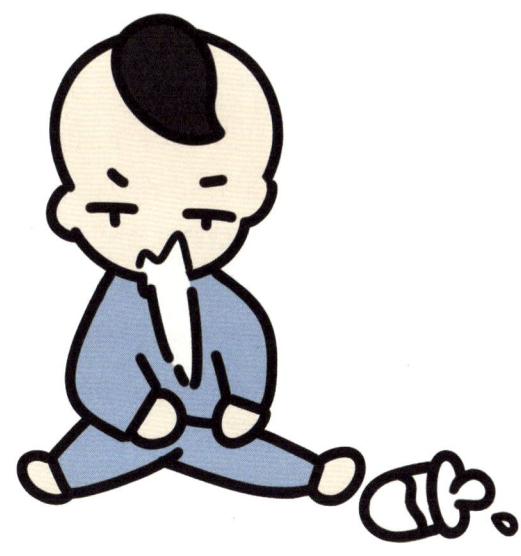

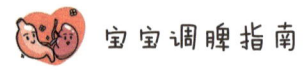

吐奶≠生病！新手爸妈轻松应对"成长的小波折"！

宝宝吐奶的原因

生理性吐奶

1. 婴儿胃部发育特点

胃容量小 婴儿（尤其在1岁以前）的胃部尚未完全发育，胃容量有限，一次只能容纳少量食物。

胃部肌肉不成熟 胃部肌肉，尤其是胃部括约肌功能较弱，无法有效防止食物反流。如果进食量过多或进食速度过快，食物容易反流至食管甚至口腔，导致生理性吐奶。随着宝宝的成长，胃容量逐渐增大，胃部肌肉功能也会不断完善，反流现象会逐渐减少。

2. 家长喂养方式不当

奶瓶和奶嘴不合适，喝奶时吞入空气 奶瓶的奶嘴形状、大小和流速不当，可能会让宝宝吞咽时吸入空气，导致胃胀气，进而引发不适，如嗳气或吐奶。

未及时竖抱拍嗝排气 喂奶后，如果家长没有及时将宝宝竖直抱起并轻拍背部帮助排气，可能会增加胃部压力，导致胃内容物反流，引发吐奶。

过度喂养 在宝宝尚未学会自我调节食量的情况下，他们可能无法识别饱腹感，此时家长如果不注意，就容易一次性喂食过多；还有可能由于宝宝的情绪或饥饿感不稳定，在其饿了很久或情绪波动时，容易吃得过多，从而引发吐奶。

喂养后活动过于剧烈 宝宝刚结束进食时，胃内的食物还处于未充分消化的状态，若在此时进行剧烈的活动或发生大幅度的身体位置变化（如摇晃、翻转等），会导致胃中的食物被迫反流至食管或口腔，进而引发吐奶。

病理性吐奶

宝宝的吐奶也可能是由潜在的健康问题引起的。病理性吐奶通常伴随其他症状，如体重不增、持续呕吐、食欲缺乏等，需要家长特别注意。以下是一些常见的可能引起病理性吐奶的原因。

1. 胃食管反流 胃食管反流（gastroesophageal reflux，GER）是一种常见的病理性吐奶原因。它指的是胃内容物（如食物、消化液）反流入食管的情况。通常频繁发生，并且伴随严重的不适感。GER 患儿可出现以下症状。

频繁呕吐或吐奶 宝宝在喂养后出现反复呕吐，并且食物或胃酸常常会反流至食管。

拒绝进食或进食困难 由于胃酸反流引发的不适，宝宝可能会表现出对进食的抗拒，导致食量减少，进而影响营养摄入。

嗳气（打嗝） 频繁地嗳气是胃食管反流的标志之一。

慢性咳嗽 长期的胃酸反流可能会刺激宝宝的咽喉和呼吸道，导致咳嗽，尤其是喂养后出现的反复咳嗽。

GER 如果没有及时得到治疗，可能会引发更严重的并发症，如食管炎、食管溃疡，甚至呼吸系统问题。因此，出现上述症状时，应该尽早就医，并在医生指导下进行治疗。

2. 食物过敏或不耐受 食物过敏或不耐受是导致宝宝吐奶的另一常见病理性原因。牛奶蛋白、鸡蛋、坚果、大豆等都是常见的过敏原。食物过敏引起的呕吐通常伴随其他过敏症状。

皮疹 宝宝的皮肤可能会在进食后出现红肿、瘙痒等过敏反应。

呼吸急促或喘息 在一些严重的过敏反应中，宝宝可能会出现呼吸急促、喘息等症状，甚至可能引发呼吸困难。

腹泻或便秘 食物过敏还可能导致宝宝出现腹泻或便秘，影响胃肠道的正常消化与吸收。

3. 感染性胃肠炎 感染性胃肠炎是导致宝宝吐奶的常见病理性原因之一。病毒性或细菌性胃肠炎通常会引发呕吐、腹泻、发热等症状，常见的病原体包括轮状病毒、诺如病毒等，常通过空气传播、食物传播或接触传播，因此家长应确保宝宝所接触的环境和食物清洁卫生。如宝宝出现胃肠炎的症状，应及时就医，尤其是出现严重呕吐、脱水等症状时，需要及时进行补液治疗。感染性胃肠炎的常见症状如下。

频繁呕吐 宝宝可能在短时间内反复呕吐，呕吐物可能包含食物和胃液。

腹泻 感染性胃肠炎往往伴有腹泻，宝宝可能出现松软或水样便，甚至可

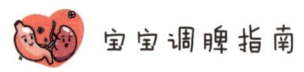

能伴有便血。

发热 大多数感染性胃肠炎都会引发宝宝的体温升高，出现发热症状。

食欲减退 宝宝由于胃肠道的不适，可能会表现出明显的食欲减退，甚至拒绝进食。

4. **其他健康问题** 以下是一些可能导致病理性吐奶的其他健康问题。

肠梗阻 肠梗阻会导致宝宝的胃肠道无法正常排空，进而引发呕吐。这种情况下宝宝的呕吐往往是持续性的，并伴有腹痛、腹部胀气等症状。

胆道问题 如胆管炎、胆囊炎等胆道系统的疾病也可能引起宝宝呕吐，这些疾病通常伴随黄疸、腹部不适等症状。

先天性消化道畸形 某些宝宝可能天生就存在胃肠道的结构问题，如幽门狭窄、食管闭锁等，这些问题会导致严重的吐奶和喂养困难。

如何应对宝宝吐奶

以下是一些常见的应对方法，帮助家长减少宝宝吐奶的频率，并在发现异常时采取正确措施。最重要的一点是要在宝宝呕吐乳食后，及时清理患儿口鼻部位残留，防止呛咳甚至窒息的发生。

改善喂养方式

1. **控制喂奶量** 宝宝胃容量有限，避免一次性喂过多奶。特别是当宝宝不太饿时，可以少量多次喂养，确保每次喂养适量，避免胃部过度充盈。

2. **注意喂养姿势** 喂奶时，确保宝宝头部略高于胃部，减少奶水反流。使用奶瓶喂奶时，奶嘴大小应根据宝宝的月龄调整，以防空气吞入或呛奶。

3. **调整喂养间隔** 应适当延长喂乳时间的间隔，或少量多次，让胃部有适当的排空和休息的时间。合理的喂养间隔有助于宝宝的消化吸收，减轻胃部负担。

营造安静的喂养环境

1. **安静舒适的环境** 宝宝在喂奶时需要一个安静、舒适的环境，避免过多的外界刺激，让宝宝感到不安或惊慌，增加吐奶的风险。

2. **进食的良好情绪** 保证宝宝在进食时情绪放松，不在其哭闹、烦躁状态下喂养，减少进食过程中因紧张或不适而引起的吐奶。

3. **及时竖背拍嗝排气** 喂奶后，应竖直抱起宝宝，轻拍背部，使吞咽时可能吸入的空气排出，然后再慢慢让其侧卧，可避免饮食溢出。

4. **保持适当的活动和休息** 喂奶后，避免宝宝进行剧烈活动（如摇晃或突然翻身），有助于食物留在胃内，减少反流。

5. **观察吐奶症状并及时就医** 偶尔吐奶且食量、体重增长均正常的宝宝通常无须过于担心，属于生理性吐奶。家长可持续观察宝宝的食欲、体重和精神状态。如果宝宝频繁吐奶，并且出现体重不增、持续哭闹、腹痛或发热等情况，家长应尽快带宝宝就医，进行相关检查以排除潜在健康问题。

董氏儿科有妙策

病因病机

董氏儿科认为小儿吐乳/呕吐可发生在正常的婴儿和早产儿中，尤其在早产儿中较常见，这可能与先天禀赋不足，脏腑成而未全，全而未壮有关。由于先天不足，导致脾胃虚弱，胃纳失司，胃气上逆而吐乳。

如能及时治疗，则预后良好。如处理不当，经常或长期呕吐，则损伤胃气，胃纳失常，可导致津液耗损，气血亏虚，生长缓慢。

董氏儿科独特手法治疗

董氏儿科认为频繁呕吐，呕吐量多如注，甚至自口鼻而出的症状，与婴儿咽喉部的"火丁"的状态有关。浊邪火热上行熏蒸导致"火丁"高突，胃失和降，秽浊之气循经而上，刺激咽喉而引起呕吐，因此创立可振奋胃气、平复"火丁"的指压法作为治疗小儿吐乳/呕吐的良法，即董氏指压法。具体手法将在第三部分介绍。

宝宝不肯自主进食怎么办

一场熟悉的"追喂大战"——

妈妈把小乐抱上餐椅,端来分格餐盘,里面是米饭、西兰花和鸡胸肉。她微笑着递上勺子,温柔地说:"宝宝自己吃饭哦!"

小乐看了餐盘,皱眉喊道:"不要!妈妈喂!"小乐妈妈递给他勺子,他随意戳了几下饭,然后扔掉勺子,抓起西兰花捏碎扔地上。

"我要看动画片!"小乐嚷道。

妈妈捡起勺子,正想继续引导,小乐站起来想下椅子。妈妈连忙按住他,安抚道:"吃完这口就给你看。"

小乐紧闭嘴巴,摇头不吃。时间过去,妈妈终于妥协,给他调好动画片,又拿起碗追着喂饭。小乐一边看动画片,一边被动张嘴,一顿饭耗时40分钟,餐桌四周一片狼藉。

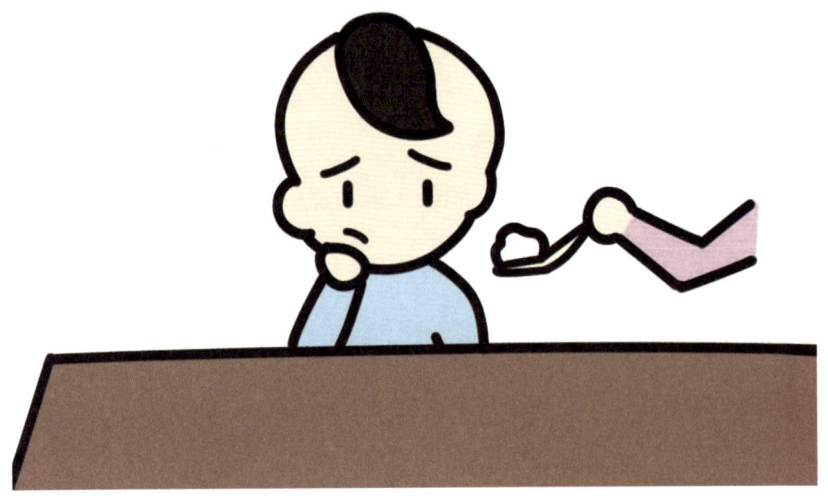

告别"追喂大战",解锁宝宝自主进食

宝宝抗拒自主进食的原因

2~3岁的宝宝通常已能自己用勺子吃饭,但何时开始独立进食,取决于父母的态度。如果家长早期鼓励,很多宝宝能在不到2岁时就独立进食。相反,如果父母过度溺爱、总是喂饭,宝宝就缺少练习机会,可能到3岁仍然依赖大人喂饭。综合来看,宝宝抗拒自主进食主要由心理因素导致。

小肌肉发育尚未成熟导致挫败感

对于2岁的宝宝来说,手部精细动作仍在发育中,握勺时不稳定,容易撒饭、舀不起来或吃得很慢,这些困难会令他们产生挫败感。

由于挫败感,一些宝宝变得焦躁,可能通过扔餐具或拍打食物等行为来表达不满,逐渐对自主进食产生抗拒心理。

自主意识萌芽,寻求掌控感

2岁左右正是宝宝自主意识"萌芽期",他们开始渴望独立,希望自己作主。当家长坚持让他们吃饭时,宝宝可能会拒绝进食来表达"掌控权"。

在这一阶段,宝宝对食物的好奇心胜过进食需求,他们更享受探索食物的过程,比如用手捏碎饭团、揉搓菜叶,而不是乖乖把食物送进嘴里。

长期喂饭产生习惯性依赖心理

如果宝宝长期由大人喂饭,就会逐渐失去对饥饿的感知和进食的主动性。他们习惯于等着喂食,而不是自己主动拿勺吃饭。

家长如果在喂饭时采取强硬态度,宝宝可能将"吃饭"与"被控制"画上等号,从而产生本能的抵触情绪,进一步抗拒自主进食。

儿童进食技能发育的里程碑

出生后几天内 新生儿的吸吮反射已基本发育完成,能够从奶瓶或母乳中有效吸奶。

9月龄左右 在这个阶段，宝宝可以尝试吃不同种类的婴儿食物（如泥状或切成小块的水果、蔬菜等）。宝宝的手部协调能力开始提升，开始进行"手—食物—口"的动作演练，尽管可能会有些杂乱无章，但这种探索性食物接触为未来独立进食奠定了基础。

1岁左右 这个阶段的宝宝已经能够用手指自如地拿起食物并放进嘴里，开始独立探索食物的外形、质感与味道。在进食过程中，宝宝除了会用手拿食物外，还会通过食物的触感和视觉体验来增进对食物的兴趣。他们会探索性地用手抓食物、捏碎食物，将食物弄得到处都是。

15月龄左右 宝宝的精细动作协调能力逐步提高。他们开始学习使用杯子喝牛奶或水，并能够掌握吸管的使用。家长可以引导他们使用儿童餐具，培养他们使用勺子或叉子的基本技能。同时，宝宝的食物种类开始多样化，已经能够吃成人食物（如软米饭、切成小块的肉类和蔬菜），从而摄取日常所需的各种营养，逐步从辅食过渡到正常饮食。

2岁左右 随着自主进食能力的显著提升，宝宝已经可以自如地使用勺子或叉子进食，并且能够独立坐在餐椅上完成大部分的进食过程，不再完全依赖父母喂食。家长应当进一步鼓励，并给予适当的引导，帮助他们形成规律的进食习惯。

4岁左右 此时，宝宝的进食效率已经接近成人水平，他们可以像大人一样用餐，并且能够自己调节进餐的速度和节奏。精细运动技能进一步成熟，虽然他们可能偶尔会不小心弄脏桌面和衣服，但已经能够相对快速且干净地使用餐具，进食过程流畅自然。

家长常见的错误做法

用动画片、玩具等作为"诱饵"转移注意力

一些家长为了让宝宝乖乖吃饭，可能会打开动画片让他们观看或给他们玩具，认为这样能让宝宝进食更顺利。然而，这种做法会让宝宝分心，减少他们对食物的关注，久而久之，宝宝可能会形成"只有看动画片／玩玩具才能吃饭"

的习惯，进而让吃饭变成依赖外界刺激的被动行为，而不是自己主动想吃。

强迫喂食或责备宝宝："不吃就饿着"

当宝宝拒绝吃饭时，有些家长可能急于让宝宝吃够量，于是采取强硬的方式，比如强行喂饭、威胁或责备，甚至说"你不吃就饿着吧"之类的话。这种做法不仅会让宝宝感到不开心，还可能导致他们对食物产生负面情绪，甚至引发厌食或进食焦虑，让吃饭变成一种压力，而不是一件愉快的事。

追着喂饭，破坏"吃饭＝坐定"的规则

有些家长心疼宝宝吃得少，一旦发现宝宝没兴趣吃饭，就端着碗追着喂，边走边喂，甚至任由宝宝在玩耍的过程中进食。这种做法不仅破坏了"吃饭要坐好"的基本规则，也容易让宝宝习惯性分心，进而影响自主进食能力的培养。

如何培养宝宝自主进食

抓住关键阶段，分步引导

1. **6~8月龄：引入手指食物** 当宝宝能够稳定坐着并表现出抓握兴趣时，可以开始引入软烂、易抓握的食物（如蒸熟的胡萝卜条、香蕉块或牛油果片）。家长可以鼓励宝宝用手探索食物，哪怕弄得到处都是，这是他们学习进食的重要过程，重要的是让宝宝享受探索食物的乐趣，培养他们的自主进食兴趣。

2. **9~12月龄：鼓励使用餐具** 家长可以通过示范使用短柄勺或弯头勺舀食物送入口中的动作，让宝宝尝试模仿。初期可以让宝宝先自己尝试，家长适时辅助喂食。随着宝宝逐渐掌握技能，可以过渡到完全自主进食，为他们提供更大的自主权。

3. **1~2岁：建立用餐规则** 逐渐建立规律的用餐习惯。固定餐椅、固定的用餐时间和地点，有助于宝宝养成规律的饮食习惯；强调"吃饭要坐好"，避免边玩边吃或追着喂食，帮助宝宝集中注意力；使用分格餐盘，让宝宝自由选择吃什么、吃多少，增强他们对食物的掌控感和独立性。

4. **2岁及以上：强化独立性** 当宝宝进入2岁后，要鼓励他们使用普通餐具，如勺子、叉子等，逐步减少家长的辅助。通过不断练习，宝宝能够更熟练

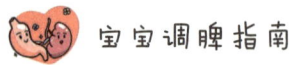

地掌握自主进食的技能。家长还应鼓励宝宝参与餐前准备工作（如摆放餐具等），这不仅能够提升他们对吃饭的兴趣，也有助于增强他们的责任感和自信心。

把握帮助宝宝独立吃饭的关键点

1. **接受"脏乱"的过渡期** 宝宝在学习吃饭时难免弄得一团糟，家长可以铺上防水餐垫、给宝宝穿上反穿衣，减少清洁的压力。这个阶段的混乱是宝宝学会独立吃饭的一部分，家长要给予宝宝足够的练习机会。

2. **不强迫进食，避免过度压力** 尊重宝宝的饥饱信号，不要强迫宝宝吃完所有食物，让进食成为愉快、无压力的体验。

3. **提供适龄食物，注意安全** 选择适合宝宝年龄和咀嚼能力的食物，避免坚果、整颗葡萄等易造成窒息的食物，还要确保食物的大小和质地适合宝宝的抓握能力。

4. **全家共同进餐，树立榜样** 家人一起吃饭时，宝宝通过模仿学习，更容易在耳濡目染中，主动尝试独立进食。全家共同进餐不仅有助于培养宝宝的良好饮食习惯，还能加深家庭成员间的亲密关系。

5. **保持耐心，避免代劳** 宝宝在学习自主进食时可能会经历反复的失败，家长要有耐心，避免急于代劳，要给予宝宝足够的时间和练习，并且要用鼓励的话语代替批评，例如："宝宝自己拿勺子真棒！"让他们在失败中学习，在进步中增强自信，减少对进食的抵触情绪。

董氏儿科有时策

脾胃的健康需要气机通畅与情绪平和。追着喂饭，强迫宝宝进食会让宝宝感到焦虑和抵触，进而影响脾胃功能。过度强迫其进食则可引发肝郁气滞，肝郁乘脾，导致脾胃虚弱，引发食欲下降和消化不良等问题。

宝宝食物过敏怎么办

小乐今年5岁,活泼好动。一天,他吃了妈妈为他准备的花生酱拌面后,突然开始抓挠皮肤,脸上起了红疹。小乐妈妈赶紧带他去医院,医生诊断为花生过敏。回想之前,小乐吃花生酱时也曾有过轻微的皮肤痒,但没引起重视。

食物过敏在儿童中越来越普遍,家长需要了解过敏的表现、检测方法、过敏原回避原则及治疗方式,以便发生食物过敏时及时采取适当的措施。本文将帮助大家理解如何应对宝宝的食物过敏,确保宝宝的健康安全。

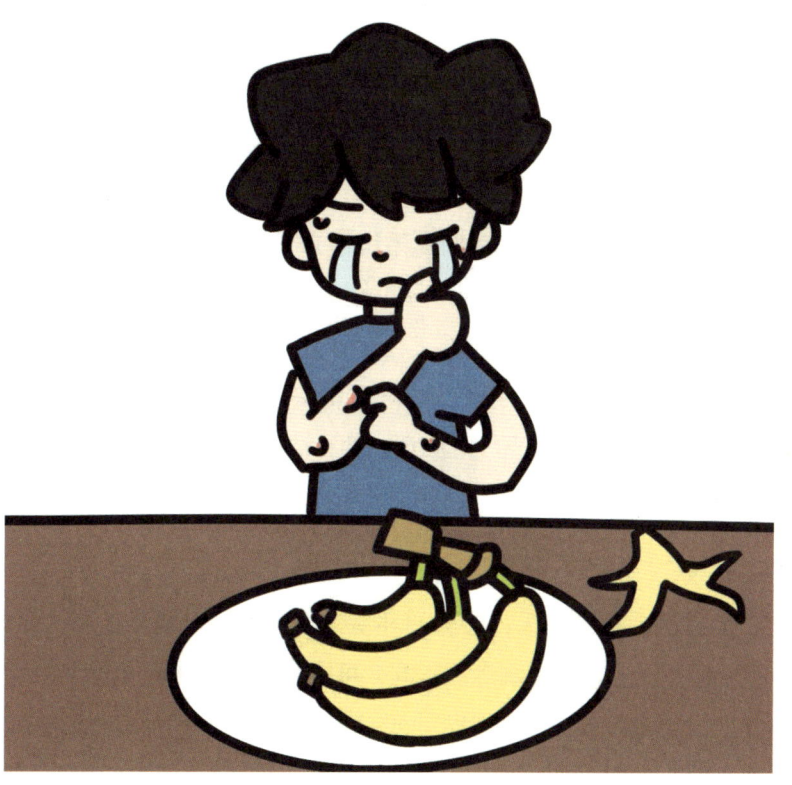

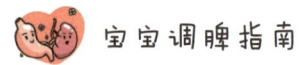

破解食物过敏迷局，守护宝宝健康

食物过敏的表现

食物过敏的症状因个体差异而异，但通常表现为以下几种类型。

1. **皮肤黏膜反应** 如皮肤红肿、瘙痒、红斑、湿疹加重等。

2. **消化系统反应** 如呕吐、腹痛、腹泻、便血等。

3. **呼吸系统反应** 如鼻塞、流涕、咳嗽、喘息、呼吸急促，严重时可能引发喉头水肿而出现呼吸困难等。

4. **严重过敏反应** 如过敏性休克，表现为血压下降、呼吸困难、意识模糊等，需紧急处理。

不同年龄段过敏症状变化

食物过敏在不同年龄段的表现和发展趋势有所不同，家长需要根据宝宝的年龄特点，有针对性地进行预防和管理。以下是各年龄段的过敏特点及注意事项。

1岁以内：食物过敏引起皮肤与消化道症状的高发期

1岁以内的婴儿免疫系统和消化系统尚未发育完全，容易在辅食添加阶段对某些食物产生过敏反应。牛奶、鸡蛋、豆类、鱼、虾等是常见的过敏原，尤其是牛奶蛋白过敏在婴儿中较为普遍。

其典型皮肤过敏反应如湿疹、特应性皮炎，常表现为皮肤干燥、红肿、瘙痒；也会出现消化道症状如呕吐、腹泻、便秘或便血（多见于牛奶蛋白过敏）；还可出现轻微的呼吸道症状。

2~7岁：过敏性支气管哮喘的高发期

随着宝宝活动范围扩大，接触的环境过敏原（如尘螨、霉菌、花粉、宠物皮屑等）增多，加上呼吸道病毒的影响，可能诱发过敏性支气管哮喘。

发作时可出现反复发作的喘息、咳嗽，尤其在夜间或清晨加重，患儿可表现为呼吸急促、自觉胸闷，严重时可能出现呼吸困难，还可能伴有食物过敏的皮肤或消化道症状。

7~10岁：过敏性鼻炎的高发期

随着年龄增长，部分宝宝的过敏性支气管哮喘症状可能逐渐缓解，但呼吸道过敏可能"演变"为过敏性鼻炎。

其典型症状为频繁打喷嚏、流清水样鼻涕、鼻塞和鼻痒，可伴有眼睛痒、流泪等过敏性结膜炎症状，部分宝宝可能出现嗅觉减退或睡眠障碍。

过敏原检测，准确识别食物过敏原

何时进行过敏原检测

1. 宝宝多次出现过敏症状时 如果宝宝每次食用某些食物后反复出现皮疹、呕吐等过敏症状，则应进行检测。

2. 过敏症状表现不明确 当宝宝出现的过敏症状较为模糊，或难以确定过敏原时，进行检测有助于明确过敏原。

3. 存在家族过敏史 如果父母或其他家族成员有食物过敏、哮喘、湿疹等过敏性疾病，宝宝的过敏风险较高，可提前做过敏原检测来回避过敏原。

过敏原检测并没有严格的年龄限制，只要宝宝出现疑似过敏的症状，均可进行检测。

适合的检测方法

选择合适的检测方法，有助于家长准确识别食物过敏原，从而为后续治疗和食物回避提供科学依据。

1. 血清过敏原特异性 IgE 检测 适用于6月龄以上的婴儿，可以检测血液中过敏原特异性 IgE 抗体水平，帮助判断是否存在食物过敏。需结合症状评估，以避免假阳性结果。

2. 皮肤点刺试验 适用于1岁以上的宝宝，通过皮肤接触过敏原并观察红肿反应来诊断速发型过敏，常见过敏反应如荨麻疹或急性呕吐等。如果点刺试验中引入新鲜食物（如新鲜水果、蔬菜或其他尚未经过处理的食物），因其中过敏原活性较高，必须由专业医生操作并监测过敏反应，确保试验过程安全。

3. 食物回避激发试验 该方法被认为是确诊食物过敏的"金标准"，适用

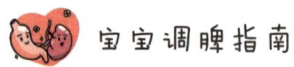

于任何年龄段宝宝。此试验需在医生监护下进行，首先在日常饮食中回避可疑致敏食物一段时间，观察到过敏症状改善后，再逐步重新引入该致敏食物观察反应，不仅适用于 IgE 介导的速发型过敏，也适用于非 IgE 介导或混合介导的迟发型过敏。

常见的食物过敏原因

常见的过敏食物与形式

我国儿童最常见的过敏食物是鸡蛋和牛奶，两者是儿童营养供给的主要来源。不过，它们诱发过敏反应的形式有许多种。

1. 饮食致敏 食用鸡蛋、牛奶或含鸡蛋、牛奶成分的食物后，可能出现皮肤反应（如荨麻疹、湿疹）或胃肠不适（如呕吐、腹泻）症状。

2. 气溶胶致敏 鸡蛋、牛奶蛋白可在烹饪时通过空气中的气溶胶传播，使得过敏者接触到烹饪蒸汽时引发反应。

3. 遗传性过敏 母亲如果对鸡蛋、牛奶过敏，可能使宝宝也有相应的过敏反应。所以有些婴儿会在并未食用鸡蛋时第一次出现鸡蛋过敏。

4. 疫苗 / 药品成分致敏 有些流感疫苗，麻疹以及腮腺炎等疫苗是由鸡胚细胞培养生产的，宝宝在接种后均有可能发生过敏反应；一些液体药物，如糖浆、口服溶液等，也可能含有乳糖或其他牛奶衍生成分而致敏。

容易忽略的特殊饮食致敏形式

口腔过敏反应综合征，又称花粉食物过敏综合征，是由吸入性过敏原与相似的食物过敏原之间的交叉反应导致，例如，吃了苹果、猕猴桃或者一些新鲜蔬菜之后，或吸入花粉后出现唇部、舌头、上腭和咽喉的瘙痒、刺痛以及水肿。其过敏原实际是这些食物和花粉的共同抗原（同源性抗原）。

因此家长要有交叉过敏反应意识，遇到容易交叉反应的食物当慎重选择。

表1 容易发生交叉过敏反应的食物

过敏原	交叉过敏食物	交叉过敏发生的概率
花生	大部分豆类	5%

（续表）

过敏原	交叉过敏食物	交叉过敏发生的概率
树坚果	其他树坚果如核桃、山核桃、杏仁、榛子、腰果、开心果等	35%
鱼类	其他鱼类	50%
贝类	其他贝类	75%
谷物类	其他谷物类	20%
牛奶	羊奶	>90%
	马奶	5%
	牛肉	10%
桦树花粉	苹果	50%
橡树花粉	香蕉、猕猴桃	20%~50%

食物过敏的回避原则与建议

1. 明确过敏原后严格回避

一旦确认宝宝对某种食物过敏，家长就应严格避免宝宝直接食用或间接接触该食物。

仔细阅读食品标签 家长需认真检查食品成分表，警惕隐藏的过敏原。例如，某些加工食品可能含有牛奶、鸡蛋、坚果等成分，需特别注意如"可能含有"或"生产过程中接触"等提示。

警惕交叉污染 在烹饪和储存过程中，可使用宝宝专用的厨具、餐具和容器，避免接触到其他食物。

2. 营养替代方案

【牛奶过敏的替代方案】

深度水解蛋白奶粉 通过将牛奶蛋白分解成小分子，降低致敏性，适合大多数牛奶过敏的儿童。

氨基酸配方奶粉 完全不含牛奶蛋白，适合对深度水解蛋白奶粉仍过敏的严重患儿。

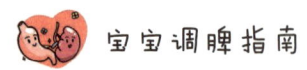

植物奶替代品 如豆奶、杏仁奶、燕麦奶等，但需注意选择营养强化的产品，确保其钙、维生素D等营养成分与牛奶相当。

【其他食物过敏的替代方案】

鸡蛋过敏 可选择其他优质蛋白质来源，如肉类、鱼类、豆类或乳制品（如无牛奶过敏）。

坚果过敏 可选择种子类食物（如葵花籽、南瓜籽）作为替代，但需确保宝宝不对种子类食物过敏。

小麦过敏 可选择无麸质谷物，如大米、藜麦、玉米等。

3. 是否需要终身禁食的判断

严重过敏 对于可能引发严重过敏反应（如过敏性休克）的食物，通常需要长期或终身禁食。

在严格避免接触过敏原的同时，应随身携带急救药物，配备肾上腺素自动注射器，确保学校老师及其他照顾者掌握使用方法。平时也要常备抗过敏药物，如抗组胺药（如西替利嗪），以应对轻微过敏反应。此外，家长要定期与医生沟通，评估宝宝的过敏状况及是否需要调整管理策略。

轻微过敏 对于轻微过敏，可在医生指导下尝试逐步重新引入食物，帮助免疫系统建立耐受。

通过定期与医生沟通，评估宝宝的耐受进展，并在医生监督下，根据结果调整饮食计划。可从极少量开始尝试过敏食物，逐步增加摄入量。其间密切观察宝宝是否出现过敏反应，如皮疹、消化道或呼吸道症状。

还可在专业医疗机构进行口服免疫疗法（OIT）治疗，通过定期摄入微量过敏原，逐步提高免疫系统的耐受性。

4. 建立免疫耐受

免疫耐受是指通过逐渐适应和"训练"免疫系统，让宝宝变得不再对某些过敏原产生过敏反应。这个过程的关键在于合理的食物引入和科学管理。

宝宝4~6月龄阶段是建立食物口服耐受的关键期。如果辅食添加得过早或过晚，都可能影响免疫系统对食物的适应性，进而影响耐受的建立。因此，适时引入辅食，接触潜在过敏原是非常重要的。

随着宝宝年龄增长，部分食物过敏可能会随着免疫耐受的建立而逐渐缓解。

牛奶过敏 通常在 1 岁左右开始缓解。

谷物过敏 大约 80% 对谷物过敏的宝宝在 3 岁时可以耐受谷物类食物。

鸡蛋过敏 往往要到 5~6 岁时鸡蛋过敏才会缓解或消失。

多食物过敏 对于多种食物过敏的宝宝,免疫耐受的过程可能较长,而且效果不一定那么显著,可能需要更长时间的观察和管理。

董氏儿科有时策

病因病机

中医认为,食物过敏并非单纯由食物本身引起,而是宝宝的体质、脏腑功能与外界环境共同作用的结果。食物本身只是诱因,体内的脏腑功能失调才是根本原因。

1. **脾虚夹湿与食物过敏** 中医将脾胃虚弱视为导致过敏的根本原因之一。小儿的脾胃尚未发育完全,其消化能力差,部分食物难以被完全消化吸收,容易引起过敏反应。此外,中医认为食物过敏与"脾虚夹湿"密切相关。当湿浊积聚体内,气血运行受阻,可能表现为消化不良或皮肤问题。特别是由于儿童体质薄弱,又加上饮食不当,体内湿热加重,容易诱发过敏。

2. **肺气不足与皮肤问题** 肺主皮毛,皮肤健康与肺的功能息息相关。如果宝宝的肺气不足,身体的屏障功能就会减弱,容易受到外界风邪侵袭,从而引发皮肤瘙痒、湿疹等过敏症状。

调摄有法

1. **饮食调理与过敏管理** 建议避免生冷、辛辣、油腻的食物,选用易消化且温和的食物,有助于恢复脾胃功能,避免过敏反应。同时,依据宝宝的体质,个性化调整饮食,避免食用可能加重湿热或损伤脾胃的食物,减少过敏的发生。

2. **内外兼顾的治疗理念** 中医强调预防和治疗小儿食物过敏需要内外调理并重。可内服中药调理体质,保持脏腑功能的平衡;外部则关注环境和饮食因素,以确保外部环境的安全性。通过这种内外兼顾的方式,旨在有效预防并治疗小儿食物过敏。

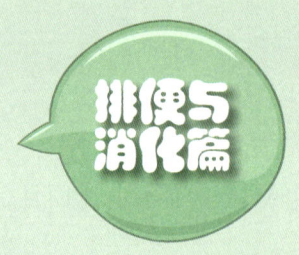

排便与消化篇

孩子脾胃虚弱可能引发一系列胃肠问题，如饭后即便、便秘、口臭以及腹痛等症状。

中医认为，脾气虚则固摄功能减弱，导致食物在胃肠道中运转过快，未能充分消化吸收，从而引发饭后便意。另外，脾气虚也可能使运化失调，导致肠蠕动减弱，食物积滞在胃肠内，可能引发便秘、口臭、腹部胀痛或频繁嗳气等不适。

因此，脾胃的健康直接关系到孩子的排便和消化吸收状况。只有关注孩子的胃肠反应，及时调整饮食和生活方式，促进消化吸收，才能缓解相关症状。

宝宝吃饭后立即大便怎么办

妈妈发现小乐每次吃完饭都会跑去厕所大便，担心是肠胃问题，便带他去看儿科医生。医生解释说，小乐吃完饭后立即大便是由于胃结肠反射引起的。这是一种正常的生理现象，食物进入胃部后会刺激肠道蠕动，从而促进排便。由于小乐的消化系统尚未完全发育，这种反应在他身上表现得更加明显。

那么，为什么会发生胃结肠反射？家长该如何应对？接下来，我们将详细解读原因，并提供科学护理建议，帮助宝宝养成健康的排便习惯。

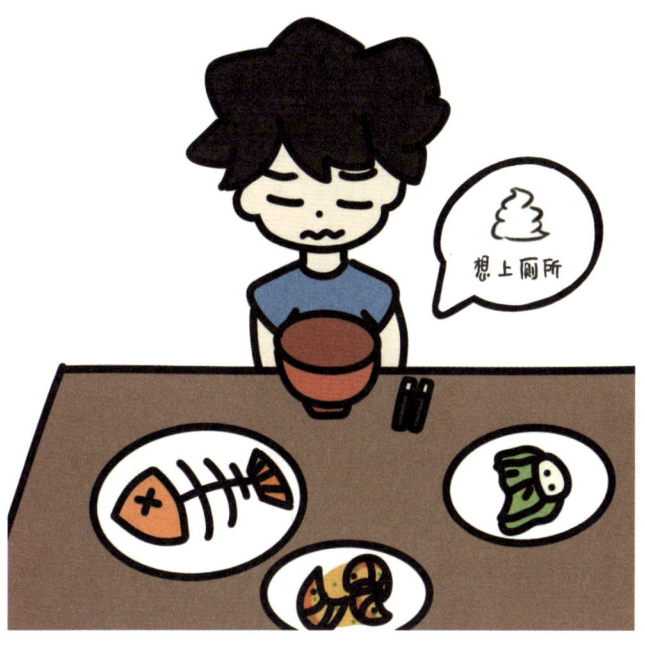

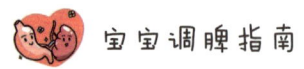

肠胃"直通车"？揭秘胃结肠反射的真相

宝宝吃饭后立即大便的原因

对于消化系统尚在发育中的宝宝，食物进入胃后会迅速刺激肠道，加速肠蠕动，从而促使排便。这其实是肠道的"快速响应"机制在起作用。这种现象的频繁发生通常是由以下几种原因引起的。

1. **肠道敏感性** 这是引起宝宝吃饭后排便的重要因素。有些宝宝的肠道较为敏感，食物（尤其是油腻的食物）可能也会刺激肠道蠕动，加强了胃结肠反射，导致吃完饭后很快产生便意。随着宝宝成长，肠道功能逐渐成熟，排便的规律性也会更加稳定。

2. **饮食结构的变化** 宝宝的饮食结构变化会影响排便的规律性。随着辅食的引入或食物种类的增加，肠道的反应会发生变化。例如，当宝宝开始摄入更多的新鲜蔬菜、水果等富含纤维的食物时，肠道蠕动通常会变得更加活跃，因此宝宝在饭后可能会急于排便。此外，食物的种类和搭配也可能对肠道产生不同的刺激作用，某些食物甚至可能引发消化道过敏反应，引起饭后腹泻。

宝宝吃饭后立即大便的危害

这一现象通常是生理性的，但在一些异常情况下，长期频繁排便可能会带来一些潜在的健康问题。

营养不良

1. **营养吸收不良，导致营养缺乏** 长期腹泻或频繁排便会缩短食物在肠道的停留时间，影响消化系统对营养成分的吸收，导致宝宝出现营养缺乏现象。

2. **生长发育迟缓** 由于营养吸收不足，宝宝可能出现生长发育迟缓，身高、体重增长困难；同时，婴幼儿时期的营养不良可能影响大脑发育，导致智力和认知能力的发育迟缓。

3. **免疫力下降** 持续的营养不良会削弱免疫系统，增加感染风险。

肠道损伤

1. 肠道炎症反应 持续的异常排便，特别是伴随腹痛、腹泻或便秘可能是过敏性肠炎等疾病的表现。如果不及时诊断和治疗，炎症就可能加剧。

2. 肠道功能紊乱 未得到有效治疗的肠道炎症会导致肠道功能紊乱和肠黏膜损伤，甚至可能演变成长期的消化系统问题，如肠易激综合征、慢性腹泻或便秘。

如何应对宝宝吃饭后立即大便

保持规律的饮食习惯

保持饮食的规律性是宝宝消化健康的基础。规律的喂养和饮食可以帮助宝宝的消化系统逐步形成生物钟，使胃肠蠕动更加稳定。我们可以每天在相对固定的时间提供三餐和点心，让宝宝的身体习惯在特定的时间内进行消化和排便，有助于减少排便的随机性。过度饥饿或频繁进食可能会导致肠道蠕动过快或过慢，影响排便规律。

关注饮食的种类和搭配

饮食结构对肠道的活动性有直接影响。合理的饮食调整可以帮助宝宝的消化系统达到平衡，避免肠道蠕动过度活跃或不足。

1. 减少油脂和高糖食物 高脂肪和高糖分的食物（如油炸食品、甜食等）容易刺激肠道过度活动，导致宝宝饭后频繁排便。

2. 适度增加纤维摄入 适量的膳食纤维有助于促进肠道健康，如全谷类、新鲜蔬菜和水果。注意不要过量，以免导致排便过于频繁。

3. 保持营养均衡 确保饮食中包含蛋白质、健康脂肪和碳水化合物，避免任一类型的食物占比过高，导致肠道反应异常。

观察宝宝的排便模式

宝宝的排便频率和排便状况是反映消化健康的重要指标。家长应仔细观察这些情况，以判断是否需要采取进一步措施。

宝调脾指南

记录排便时间和特点　观察宝宝每天排便的时间、频率和大便的形态（如是否干稀薄或干燥）。

判断是否伴随异常情况　如果宝宝吃完饭后立即排便，但没有伴随腹痛、腹泻或呕吐等不适，并且体重和食欲正常，这通常是正常现象。如果大便出现异常（如便血、黏液状、颜色异常），或者伴随其他症状如持续的腹痛和食欲减退，可能提示潜在问题，需要及时就医。

避免过度担心

1. 放松自己的心态　如果宝宝的生长发育及精神状态等均正常，而且排便质地无异常，大部分情况下无须干预。

2. 适应自然规律　有的宝宝可能更倾向或习惯于饭后排便，而有的则可能需要更长时间才能产生便意。家长应尊重宝宝的个体差异，避免强求一致。宝宝的排便模式可能因年龄、饮食和生活习惯而有所不同。如果宝宝的排便时间过于不规律，家长可以帮助他们调整饮食结构或作息时间，避免肠道过度活跃或蠕动不畅，确保宝宝的消化系统保持健康状态。

把握就医时机

虽然大部分情况下宝宝饭后排便是正常现象，但以下情况可能提示潜在健康问题，家长应及时就医。

1. 频繁腹泻或便秘　宝宝每天的排便频率明显高于正常水平，或长时间无法排便，导致体重下降或食欲减退时，应及时干预。

2. 排便时伴有剧烈腹痛　如果宝宝在排便过程中表现出极度不适或疼痛，可能存在肠道问题，如感染或肠梗阻。

3. 排便异常　出现血便、黏液便或大便颜色异常（如黑色或白色），提示可能存在胃肠道出血或其他严重疾病。

4. 其他全身症状　如果宝宝伴随发热、呕吐、疲倦等症状，应尽快就医，以排除感染或其他系统性问题。

董氏儿科有对策

病因病机

1. **脾胃虚弱** 脾气虚弱，无法固摄精微，食物在胃肠道中不能充分消化吸收，容易引发饭后便意。胃气不足可能引起胃肠蠕动不协调，进一步影响食物的消化与吸收，从而导致消化不完全，排便不规律。

2. **湿邪困脾** 儿童过多食用油腻、甜腻、寒凉的食物，或不规律的饮食习惯都容易导致内生湿邪困脾，影响肠道的正常运作，导致吃饭后立即大便的现象。

调摄有法

1. **健脾化湿，益气止涩** 针对儿童脾胃虚弱、湿邪困脾的情况，可内服中药进行调理，我们常选用健脾化湿的药物（如炒白术、茯苓、山药等）以改善消化功能，同时配合益气药物（如人参、黄芪）增强脾胃运化能力，止涩药物（如石榴皮、煨诃子）减少饭后即便的现象，调节胃肠蠕动，使排便趋于正常。

2. **分阶段、标本兼顾治疗** 根据儿童胃肠发育不完善的特点，治疗应分阶段进行，先以健脾化湿为主，调整脾胃运化功能，待脾胃逐步恢复后，再适当使用止涩固肠的药物，以避免过早止涩导致食湿里滞。同时，结合饮食调养，减少寒凉、油腻食物的摄入，从根本上改善脾胃功能，达到标本兼顾的效果。

宝宝便秘怎么办

　　小乐已经三天没大便了。每次让他去厕所,他都哭闹着拒绝,甚至紧紧夹着腿,怎么哄都不肯蹲下。小乐妈妈无奈之下给他用了开塞露,可效果却越来越差。每次排便,小乐都哭得撕心裂肺,甚至开始害怕上厕所。

　　面对宝宝的便秘问题,许多家长的第一反应可能是使用开塞露或泻药,但实际上,儿童便秘的成因复杂,处理不当不仅无法缓解,反而可能让情况恶化。宝宝便秘到底该怎么办?本文将从便秘的常见原因、易发阶段、科学缓解方法以及中医调理等方面,为家长提供实用建议,帮助宝宝摆脱便秘困扰,轻松如厕。

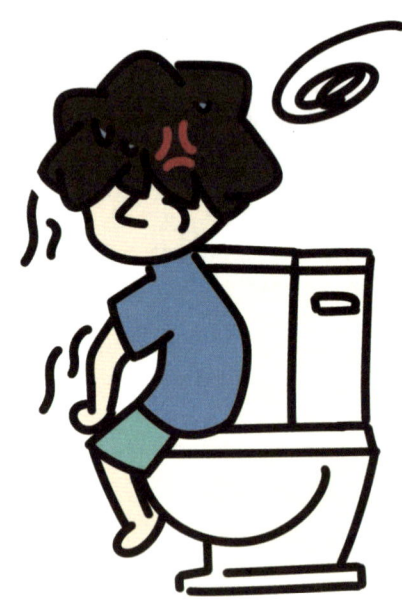

便秘别硬扛，学会方法让宝宝顺利"解放"

便秘是儿科的常见问题。1 岁以上的儿童中，95% 的便秘属于功能性便秘，仅有 5% 可能与器质性疾病有关。因此，家长在面对宝宝便秘时，应保持警惕，及时辨别，确保问题得到正确处理。

功能性便秘与器质性便秘的鉴别

许多家长认为宝宝每天排便一次才算正常，但实际上，排便频率并非判断便秘的唯一标准。更应关注的是宝宝排便时是否感到不适，是否存在排便不畅、大便干硬等现象。

如果宝宝便秘持续或反复发作超过 3 个月，就可能发展为慢性功能性便秘，严重时甚至会影响生长发育和心理健康。因此，及时识别和处理便秘问题至关重要。

1. 器质性便秘 对于反复出现便秘的儿童，家长应考虑带宝宝到医院就诊，并根据医生建议完善相关检查，以排除器质性便秘。常见导致器质性便秘的病变包括：先天性病变，如先天性巨结肠、神经源性肠发育不良、肛门直肠畸形、肛门狭窄、脊柱裂、脊髓脊膜膨出等；还可能继发于多种病变，如脑瘫、肠梗阻、肛裂等；代谢性疾病，如甲状腺功能减退、糖尿病、低血钾、高血钙等。

2. 功能性便秘 这一常见的便秘类型，目前仍没有明确的原因。据临床统计，约 25% 的儿科胃肠病患者因功能性便秘就诊。尽管很多儿童的便秘通常持续时间较短，但有 1/3 的宝宝会在某个阶段发展为慢性功能性便秘，甚至可能伴随有尿失禁等问题。

【儿童功能性便秘诊断标准】

年龄＜4 岁的儿童至少符合以下 2 项条件，持续时间达 1 个月：

① 每周排便≤2 次；

② 大便潴留，即直肠内粪块填塞或腹部查体可触及粪块；

③ 排便疼痛、费力伴哭闹；

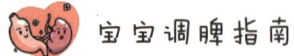

④ 排便时粪便干硬或呈团块状。

对于接受排便训练的儿童，以下条件也作为选项：

⑤ 能控制排便后每周至少出现1次大便失禁；

⑥ 大便曾堵塞抽水马桶。

年龄≥4岁的儿童必须至少每周发作1次并且至少持续1个月，符合以下2项或多项条件，但不符合肠易激综合征诊断标准：

① 每周在厕所排便≤2次；

② 每周至少出现1次大便失禁；

③ 有保持强迫体位或过度意念克制致粪便潴留；

④ 有排便疼痛或排便困难；

⑤ 有粪块粗大致抽水马桶堵塞史。

宝宝便秘好发的三个阶段

1. 添加辅食阶段 当宝宝开始添加辅食时，饮食结构从液体逐渐过渡到固体食物，则可能由于不适应固体食物或食物种类较少，膳食纤维摄入不足，而导致便秘。

2. 如厕训练阶段 在如厕训练期间，宝宝需要适应不使用尿不湿自主排便。但由于生理和心理发育尚未成熟，宝宝可能会因害怕或不适而憋便，从而引发便秘。

3. 入托/入学初期阶段 刚入托/入学时，宝宝的生活节奏发生变化，原有的固定排便习惯被打乱，加上对新环境的紧张情绪，容易导致便秘。

宝宝功能性便秘的常见原因

饮食因素

1. 进食量少 婴儿进食过少，消化后产生的残渣较少，导致大便量减少且变稠。如果奶中糖分不足，肠道蠕动减弱，会使大便干燥。

2. 营养不良 长期饮食不足可能导致营养不良，使腹肌和消化道平滑肌肌张力下降甚至萎缩，消化吸收功能减弱，形成"饮食不足—便秘—营养不良—

加重便秘"的恶性循环。

3. 膳食纤维摄入不足　大多数儿童便秘与饮食过于精细、缺乏粗纤维食物有关。许多宝宝偏爱吃肉类，少吃或不吃蔬菜，也不爱喝水，导致大便干硬，难以排出。

4. 碳水化合物摄入不足　碳水化合物摄入不足会影响肠道功能，从而加重便秘。

5. 高脂肪或高糖饮食　过多摄入高脂肪、高糖或加工食品，可能影响肠道正常消化功能，导致便秘。

引起便秘的两种特殊情况

1. 牛奶蛋白过敏引起便秘　牛奶蛋白过敏是免疫系统对牛奶蛋白的过度反应，可能引发湿疹、腹泻、呕吐和便秘等症状。虽然便秘不如腹泻和呕吐明显，但它对宝宝的生活质量影响深远，可能导致食欲缺乏、腹痛和肠道并发症。需要尽早发现和干预。

2. 母乳喂养的"攒肚"现象　母乳喂养的宝宝，特别是6月龄以下儿童，常见"攒肚"现象，即排便次数减少，2~5天才排便一次，有的甚至10~14天才排便一次。大便通常为黄色糊状，并且无排便困难。这是由于随着宝宝消化能力增强，食物残渣少，不足以引起排便反射。只要宝宝精神好、食欲正常、体重增长良好，就无须干预，观察即可。

肠道功能失常

1. 排便习惯不良　生活不规律，或缺乏定时排便训练，缺乏体力活动，都可能导致无法形成规律的排便反射而引起便秘。

2. 促排便药物依赖　长期使用泻药或灌肠可能削弱肠道自主功能。

3. 慢性疾病　营养不良、佝偻病、高钙血症、甲状腺功能减退等疾病可能导致腹肌与肠道平滑肌无力，影响排便功能。

4. 神经功能异常　交感神经功能失调可能导致消化功能紊乱而便秘。

5. 胃肠动力异常　部分便秘患儿存在结肠或直肠肛门动力障碍，导致结肠无力和肛门出口梗阻引发功能性便秘。

其他原因

1. 遗传因素　部分患儿出生后即出现便秘，有家族史，可能与遗传因素有关。

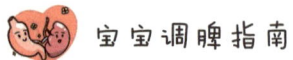
宝宝调脾指南

2. **精神因素** 环境和生活习惯突然改变或突然精神刺激如高度紧张、焦虑等，也可引起程度不一的短时间便秘。另外，排便时腹痛、肛裂疼痛，以及对卫生间环境不适应致个人情绪不佳等均可导致便秘。

3. **药物的影响** 服用某些药物可使肠蠕动减弱而致便秘，如抗胆碱能药物、抗酸剂、某些抗惊厥药、利尿药及铁剂等。

儿童便秘的危害

了解便秘的短期和长期危害，以及可能形成的恶性循环，有助于家长提高警惕，及早识别和干预。

短期影响

1. **腹部不适** 便秘使得肠道内积聚过多的粪便，导致腹痛与腹胀，让宝宝在排便前与排便时感到不适因而表现出烦躁或哭闹，影响正常的日常活动。

2. **食欲减退** 大量积存的粪便可能占据肠道空间，导致宝宝胃部饱胀、消化不良，进而出现食欲减退、进食困难等问题。

3. **排便困难** 便秘的宝宝可能会因粪便干硬或体积大而排便困难，甚至伴有疼痛感。由于排便不畅，宝宝可能会产生排便恐惧，进而拒绝上厕所，这将进一步加重便秘问题。

长期影响

1. **慢性便秘** 如果便秘问题没有得到及时和有效的治疗，就可能发展为慢性便秘，还可能导致肠道功能的长期紊乱，形成持续的排便障碍。

2. **生长发育迟缓** 长期便秘可能影响宝宝的营养吸收，尤其是当便秘导致食欲缺乏、消化不良时，宝宝的体重和身高可能会出现增长迟缓，进而影响正常的生长发育。

3. **心理问题** 长时间的排便痛苦和不适可能影响宝宝的心理健康。宝宝可能因为对排便的恐惧而产生焦虑情绪。

4. **肠道健康问题** 长期便秘还可能导致肠道的肌肉功能减弱，排便反射减弱，甚至可能引发痔疮、肛裂等。此外，便秘可能增加粪便在肠道积压的时间，使肠道内的废物长时间滞留，从而加剧肠道的健康负担。

恶性循环

便秘 → 排便疼痛 → 忍便 → 更严重便秘

便秘一旦发生，就难免在排便过程中产生疼痛。为了避免疼痛，宝宝可能会忍住不排便，这种行为会导致粪便在肠道内积压更长时间，水分进一步被吸收，变得更加干硬，使便秘变得更加严重，排便时的疼痛加剧。这样的恶性循环会影响宝宝的生活质量和心理健康。

如宝宝3天仍没有自主排便，可以短期使用开塞露通便，防止粪便嵌塞、便血、肛门损伤以及排便恐惧心理的产生。

如何科学应对儿童功能性便秘

饮食调整

1. **增加膳食纤维摄入** 推荐在饮食中增加高纤维食物，包括新鲜水果（如苹果、梨、火龙果）、蔬菜（如胡萝卜、菠菜、西兰花）、全谷物（如燕麦、糙米、全麦面包）等。

2. **保证足够水分摄入** 确保宝宝每日摄入足够的水分，软化粪便。减少碳酸饮料、果汁等高糖饮品的摄入。

3. **均衡饮食** 减少高脂肪、高糖食物摄入（如油炸食品、甜食和加工食品等）；同时保证适量蛋白质的摄入，可选择优质蛋白质，如鱼类、鸡蛋、豆类等。

4. **注意饮食转变** 母乳喂养的宝宝出现"攒肚"现象时，无须过度干预甚至停止母乳，观察宝宝精神状态和体重增长即可；添加辅食时要逐步引入富含纤维的食物，避免突然改变饮食结构。

培养儿童健康的排便习惯

1. **定时如厕** 培养宝宝每天在固定的时间排便的习惯，尤其是在晨起和饭后。这时肠道蠕动活跃，是排便的最佳时机。

2. **营造舒适的厕所环境** 确保厕所干净、通风良好，并为宝宝提供适合身高的马桶坐垫。避免在厕所里放玩具或书籍，以免分散宝宝排便的注意力。

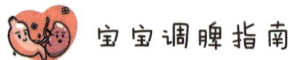

3. 避免忍便 鼓励宝宝一有便意就立刻上厕所。忍便会使粪便干硬，导致便秘加重，并形成对排便的恐惧。

4. 避免长时间坐在马桶上 宝宝坐在马桶上的时间不宜过长，避免增加肛门压力而出现痔疮等问题。提醒宝宝排便后及时离开，避免蹲坐太久。

适量运动，增加胃肠蠕动

1. 增加运动量 适量的运动对儿童的肠道健康至关重要。运动可以有效促进肠道蠕动，帮助排便，预防便秘。家长可以鼓励宝宝参与适龄的体育活动，如跑步、跳绳、踢球、跳舞、骑自行车等宝宝感兴趣的运动。每天至少进行30分钟的活动，不过在刚开始运动时，不要强求宝宝一次性完成30分钟，可以从短时间开始，逐渐增加。如学校离家近可以选择步行上下学。

2. 减少久坐时间 长时间静坐会减缓肠道蠕动，增加便秘的风险。尤其是看电视、玩电子设备时，宝宝容易保持长时间不动的姿势。建议定时休息，起身活动。

维护宝宝的心理健康

家长应保持平和的心态，避免因宝宝的排便问题过度焦虑。通过合理的饮食、运动和作息安排，帮助宝宝解决便秘问题，而不是依赖药物或强迫手段。

1. 减轻压力 帮助宝宝缓解因学习、生活环境变化（如入学、搬家等）引起的焦虑或压力是十分必要的。过大的精神压力不仅影响宝宝的心理健康，还会干扰肠道功能，加剧便秘问题。

2. 正向鼓励 避免批评与强迫，不要每天反复询问宝宝是否排便，也不要强迫宝宝坐马桶，以免增加紧张和焦虑情绪。如果宝宝因便秘感到羞愧或抗拒排便，应给予理解和支持，避免责备。当宝宝尝试排便或成功排便时，要给予表扬和鼓励，增强他们的信心。通过正向引导，帮助宝宝逐渐建立规律的排便习惯。

董氏儿科有时策

董氏儿科认为便秘的发生与脾胃虚弱、阴液不足、胃肠积热、气滞血瘀等因素密切相关。

病因病机

1. **脾胃虚弱** 素体中气不足或病后脾胃虚弱，导致肠道蠕动减缓，大肠传导无力，无法有效推动粪便排出，从而引发便秘。常伴食欲减退、乏力、面色萎黄等症状，并且容易反复发作。

2. **阴液不足** 各种原因引起的阴液不足，导致肠道津液耗损，肠道润滑不足，粪便干硬难以排出，形成"水少舟停"的便秘状态。常伴有口干、皮肤干燥等表现，天气干燥时症状尤为严重。

3. **胃肠积热** 外感热邪，或多食肥甘厚腻食物，导致胃肠积热，热结大肠，影响肠道的正常运作，引起便秘。常伴有口臭、烦躁、大便干硬和腹部胀痛等症状。

4. **气滞血瘀** 气滞会减弱肠道的蠕动功能，长期的气滞使得血液流动不畅，肠道的血液供应减少，肠道的润滑和营养供应不足，从而影响正常排便。常伴随肠道气滞症状，表现为腹胀、排便困难，甚至有排便不尽的感觉。

调摄有法

1. 食疗改善便秘

燕麦苹果粥 燕麦富含可溶性纤维，苹果中的果胶有助于肠道健康，二者结合，能有效促进肠道蠕动，缓解便秘。取适量燕麦片（约30g）与清水煮沸，再将一个苹果去皮，切小块，放入锅中，和燕麦一起煮软即可。

苹果胡萝卜泥 苹果和胡萝卜均富含膳食纤维，能够促进肠道健康，缓解便秘。取1根胡萝卜和1个苹果，洗净去皮后切成小块，放入蒸锅蒸熟；再将蒸熟后的胡萝卜和苹果用勺子捣成泥，搅拌均匀，可以作为便秘幼儿的辅食。

2. 腹部按摩
这是帮助宝宝缓解便秘的一种温和方法。从宝宝的肚脐周围开始，沿着肠道的走向顺时针方向按摩，做出圆圈状的按摩动作。在饭后30分钟至1小时内进行按摩效果较佳，避免过于饱胀时按摩，容易引起不适。具体方法将在第三部分介绍。

宝宝总是肚子痛怎么办

小乐最近经常在晚餐时抱怨肚子痛。每次痛的时候，他会蜷缩在沙发上，不愿活动，甚至不想吃晚饭。开始时，家长认为这只是偶尔吃得太快造成的消化不良，便没太在意。但这种情况越来越频繁，间断发生持续了几周。家长开始担心，肚子痛是身体问题的信号，还是宝宝的情绪问题？

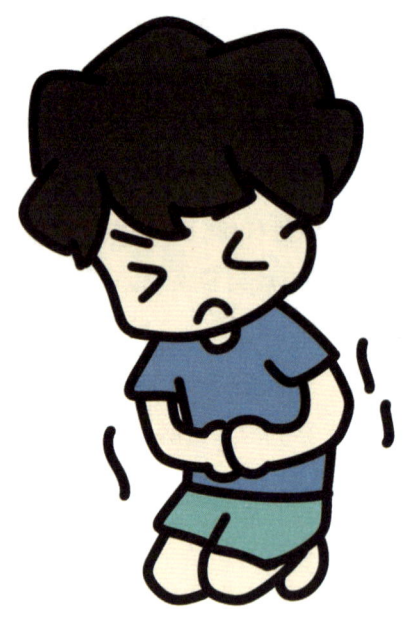

宝宝总喊肚子痛，是"小脾胃闹情绪"还是健康拉响警报

宝宝腹痛的常见原因

1. 消化不良 这是宝宝肚子痛的常见原因之一。宝宝的消化系统相较成人尚不成熟，过量进食油腻或难以消化的食物，特别是进食过快或过多零食时，胃部的负担加重，可能导致胃肠不适。

2. 便秘 宝宝如果便秘，可能因为大便在肠道内停留时间过长，产生腹部膨胀和腹痛等不适感。

3. 胃肠炎 胃肠炎通常由病毒或细菌感染引起，会导致腹痛、恶心、呕吐、腹泻等症状。病毒性胃肠炎尤其常见，宝宝可能因为食物污染、手卫生不当或与患病儿童接触而感染。

4. 食物过敏或不耐受 某些食物，如乳制品、鸡蛋或坚果，可能引发宝宝的食物过敏反应，导致腹部不适。过敏反应常常伴随腹泻或呕吐等症状。食物不耐受（例如乳糖不耐受）也是引发腹痛的一个原因。

5. 肠道寄生虫 肠道寄生虫感染，尤其是蛔虫、钩虫等，会引起宝宝腹痛。寄生虫在肠道内繁殖，会刺激肠道，导致不适、腹泻或疼痛。长期的寄生虫感染可能影响宝宝的营养吸收，导致体重减轻和食欲减退。

6. 严重健康问题 虽然较为罕见，但某些严重健康问题，如阑尾炎、肠套叠、过敏性紫癜、酮症酸中毒、睾丸扭转、癫痫等，也可能导致持续的腹痛。需注意青春期女孩腹痛可能由卵巢囊肿蒂扭转、子宫内膜异位症引起。过敏体质儿童腹痛还可能是严重过敏反应先兆、食物蛋白诱导性肠炎等。此类问题通常除腹痛外，还伴有发热、呕吐、腹泻、皮疹等症状，甚至昏迷，需要立即就医处理。

宝宝腹痛的危害

1. 影响宝宝的食欲 导致营养摄入不足，甚至会影响宝宝的生长发育，或导致免疫力下降，增加生病的风险。

2. 影响学习和社交 反复因腹痛请假，会缺少参加集体活动（如体育课、

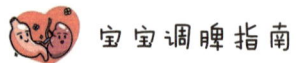

郊游）机会。同伴活动缺失，社交技能断层，会导致宝宝的社交能力受损；因腹痛频繁就医，会被同伴贴上"病秧子"标签，青春期人际关系敏感，易引发自卑情绪。持续的腹痛会让宝宝感到不适和焦虑，从而影响其学习和集中注意力的能力。

3. **加剧负面情绪** 持续腹痛如果伴随情绪问题（如焦虑、抑郁等），可能使宝宝感到更加困扰和烦躁。尤其是在学校和家庭压力大的时候，可能出现疼痛与环境反复关联的情况，如宝宝一进入教室即诱发腹痛，更加剧其烦躁的情绪。

4. **焦虑与躯体化障碍** 宝宝因反复疼痛产生"疼痛恐惧"，出现头痛、恶心等躯体化症状。

5. **家庭关系紧张** 家长误认为宝宝"装病逃避学习"，一味指责后导致亲子关系恶化；过度关注腹痛症状，易养成宝宝用疼痛获取关注的依赖性行为。

6. **潜在的健康问题被忽视** 如果家长未及时处理或判断腹痛的真正原因，可能拖延治疗导致病情加重，例如，便秘、胃肠感染，甚至其他更严重的疾病。

如何应对宝宝腹痛

观察症状并记录

家长在面对宝宝腹痛时，第一步应仔细观察和记录症状。这些信息有助于判断腹痛可能的原因，并为医生提供宝贵的线索。家长应注意以下几点。

1. **发作和持续时间** 腹痛是偶尔发生，还是每天都有？疼痛持续多长时间？

2. **疼痛的性质** 是钝痛、空痛、抽掣痛、胀痛，还是像绞痛一样的剧烈疼痛？

3. **伴随症状** 是否有呕吐、腹泻、发热等其他症状？如果宝宝的腹痛持续不缓解或伴随其他警示症状，家长应尽早咨询医生。

调整饮食

消化不良和便秘是宝宝腹痛的常见原因。对于这类问题，家长可以通过调整饮食来缓解不适。

1. **减少生冷、油腻、辛辣的食物** 这些食物可能加重肠胃负担，导致腹部不适。

2. **增加高纤维食品** 多吃新鲜水果、蔬菜、全麦等食物，促进肠道蠕动，缓解便秘、腹胀或消化不良。

3. **保持充足的水分** 有助于软化大便，并帮助消化系统的正常运作。

4. **定时用餐** 尽量让宝宝养成规律的饮食习惯，避免宝宝进食过快或暴饮暴食。

确保充足的休息和舒适环境

导致宝宝肚子痛的不仅可能是生理原因，情绪和心理因素也可能加剧腹痛。安静、舒适的环境对于缓解腹痛非常重要。

1. **避免压力和焦虑** 当宝宝有学业压力或家庭变化等情绪困扰时，家长要与宝宝沟通，帮助他们释放压力。

2. **确保足够的休息** 确保宝宝在腹痛时能够得到足够的休息，避免长时间活动。适当的休息有助于恢复和减轻腹部不适。

3. **安静的环境** 尽量避免宝宝处于噪声过大的地方，尤其是在其感到不适的时候。家长可以为宝宝营造一个安静、放松的空间，避免过多的打扰和压力。

4. **提供支持和陪伴** 在宝宝感到腹痛时，家长的陪伴尤为重要。通过温暖的关怀和支持，让宝宝感受到安全感和舒适感。这不仅能帮助他们放松心情，减少焦虑，也能增强宝宝面对不适的信心。

宝宝腹痛何时就医

腹痛是宝宝常见的健康问题，但在某些情况下，腹痛可能是严重健康问题的警示信号，一旦出现应及时带宝宝就医。

持续或加剧的腹痛

1. **腹痛持续数小时不缓解** 如果宝宝的腹痛已经持续了几个小时且没有明显改善，即使采取了常规的缓解措施，疼痛依然没有减轻，这时家长应该高度警惕。

2. **腹痛持续加剧** 如果宝宝的腹痛逐渐加重，如疼痛范围扩大或疼痛程度明显加剧，尤其是无法通过休息或药物缓解时，应尽早就医。

3. **固定右下腹剧痛** 这是阑尾炎的警示信号！宝宝如果表现出固定在右下腹部的剧烈疼痛，并且伴有蜷缩姿势，拒绝触摸，走路都疼，这很可能是阑尾炎的症状。阑尾炎如果不及时治疗，可能会引起阑尾穿孔，穿孔后导致腹膜炎的风险急剧增加。

4. **板状腹且拒按** 当宝宝的腹部摸起来像木板一样硬，并且拒绝触摸时，通常表示腹腔内存在急性问题，可能已经出现严重的感染和腹膜炎。

其他伴随症状

1. **呕吐物呈咖啡样** 如果宝宝呕吐物呈现咖啡色，这可能是胃出血的表现，意味着消化道上部（如胃、食管等）出血。

2. **大便呈柏油样或便血** 粪便呈黑色且表面有光泽如沥青，或粪便带鲜红色血，通常是消化道下部出血的表现，可能提示肠道出血或溃疡等问题。

3. **睾丸/阴囊肿痛** 如果男孩突然出现阴囊红肿、触痛，并且伴随剧烈的腹痛，这可能是睾丸扭转的表现。睾丸扭转是一种急症，若不及时治疗，会导致睾丸缺血，影响成年后的生育功能。

4. **持续腹泻或便秘** 如果宝宝持续出现腹泻或便秘，并伴随腹痛，特别是伴有体重减轻、食欲缺乏、脱水症状等，可能是消化系统问题。

5. **精神状态变化** 如果宝宝腹痛伴有烦躁、哭闹或精神萎靡，可能表示体内出现了感染或中毒等严重问题，此时应紧急就医。

董氏儿科有时策

病因病机

1. 寒凉刺激 寒冷天气、受凉或摄入过多生冷食物，容易使体内寒气积聚，影响气血流通，导致腹痛。宝宝可能感到腹部隐隐作痛，常表现出不愿活动或烦躁。

2. 湿热内蕴或暑湿困脾 在湿气重的季节（如梅雨季节），或气温过高时，湿热容易影响脾胃，导致消化不良，进而引发腹痛。此时，宝宝可能伴有食欲减退、恶心、腹泻等症状，而且情绪易受影响。

3. 饮食积滞 宝宝进食过多油腻、辛辣或甜食，或者饮食不规律时，容易导致食物在胃肠道停滞，消化不完全，产生积滞腹痛。此类腹痛通常表现为腹部胀气、嗳气或口腔有酸腐味，宝宝可能因感到腹部胀满，而不愿触摸腹部以避免触痛。

4. 气滞血瘀　外伤后或情绪波动（如过度哭闹、惊吓等）时，气血运行不畅，也可能引发腹痛。此类腹痛常发生于情绪波动时，宝宝可能表现为烦躁、哭闹，情绪不稳定，并且腹痛的症状往往更加明显。

5. 脾胃虚寒　脾胃虚寒常见于体质较弱的宝宝，或者长期生病后导致脾胃功能减弱。此时，宝宝容易出现食物消化不良、腹部隐痛或胀痛，寒冷天气可能会加重腹痛的症状。通过适当保暖或轻按肚子，可能会缓解疼痛。

调摄有法

1. 饮食调理　具体做法见第三部分。

寒证　生姜红糖水、桂圆红枣水，温中散寒。

热证　冬瓜汤、绿豆粥，清热，忌辛辣油腻。

积滞　山楂麦芽茶、白萝卜粥，消食。

虚证　山药粥、红枣小米粥，健脾。

2. 注意事项

急症警惕　若腹痛剧烈、持续不减，或伴发热、呕吐、便血、昏迷等需立即就医。

辨证关键　要由专业医生来进行辨证论证，避免误用清热药加重虚寒，或温补药加剧湿热。

情绪调节　肝郁气滞者需舒缓情绪，配合深呼吸，同时家长多陪伴交流。

操作谨慎　在没有明确诊断的情况下，不建议直接对宝宝的腹部进行热敷或腹部推拿，这可能掩盖潜在的严重问题或加重症状。

宝宝口臭怎么办

清晨，小乐和妈妈一起吃早餐。他兴奋地说："妈妈，今天学校有活动！"妈妈还没来得及回应，就闻到了一丝异味。妈妈皱眉问："你是不是没刷牙？"小乐疑惑地摇头："刷了呀！"到了学校，小乐发现小伙伴们也有些避开和他近距离说话，他开始不安，怀疑自己是不是有口臭……

其实，宝宝口臭可能和口腔卫生、饮食习惯，甚至消化系统疾病有关。家长该如何帮助宝宝改善口臭呢？

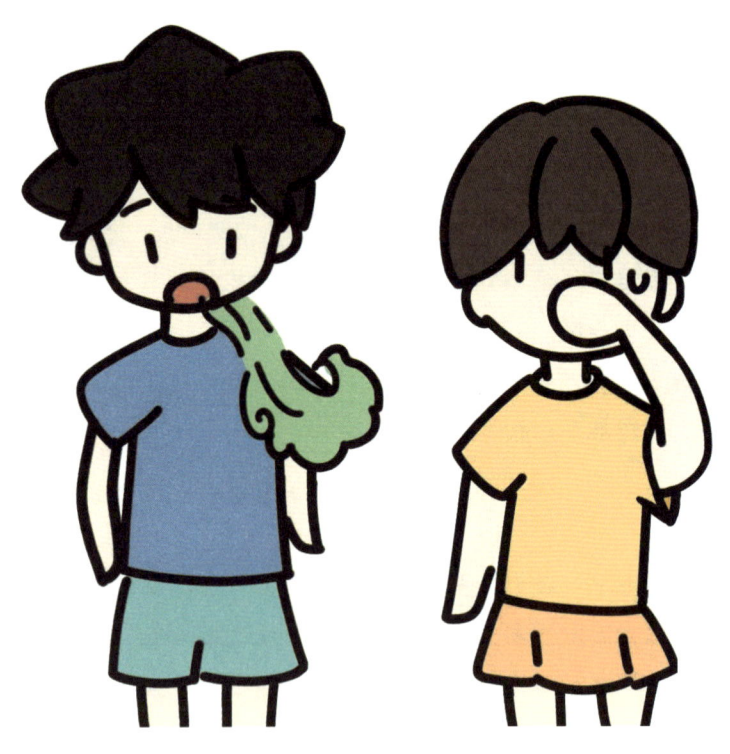

嘴巴有异味？可能不只是积食这么简单

宝宝口臭的原因

不良的口腔卫生习惯

口腔卫生不良是导致口臭最常见的原因之一。

1. 刷牙不彻底　宝宝刚学会刷牙时，往往不能彻底清洁牙齿，如果口腔内有食物残渣，细菌会分解这些残渣并产生异味，从而导致口臭。

2. 牙缝清洁不足　如果宝宝不使用牙线清理牙缝，食物残渣容易堆积，可能滋生细菌并引发感染，使口臭变得更严重。

口腔问题

口臭通常与口腔内细菌积聚导致龋齿、牙龈炎等口腔问题相关，可能伴随出现牙龈红肿、牙菌斑等情况。

1. 龋齿　龋齿通常是由于食物残渣分解产生酸性物质，这些物质不仅损害牙齿，还会散发难闻的气味。

2. 牙龈炎和牙周炎　牙龈炎和牙周炎同样由细菌感染引起，导致牙龈出血和分泌物积聚，这些感染和分泌物也会加剧口气问题。

3. 口腔干燥　唾液分泌不足会导致口腔干燥，影响口腔自我清洁功能，导致口腔中的细菌和食物残渣积聚，产生异味，影响口腔健康。唾液是口腔的天然清洁剂，帮助冲洗食物残渣并抑制细菌生长。口腔干燥的常见原因包括药物副作用、张口呼吸、饮水不足等。

饮食因素

1. 刺激性食物影响　大蒜、洋葱等食物含有硫化物，消化后会进入血液，并通过肺部排出，导致持续性的口臭。

2. 高糖饮食助长细菌　含糖零食和饮料为口腔细菌提供养分，细菌分解糖分后产生酸性物质，可能导致口臭（加重）。

3. 夜宵习惯　睡前摄入高蛋白、高脂肪食物往往难以消化，食物在夜间长

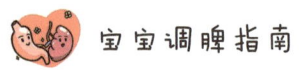

时间停留在口腔和胃部，容易滋生细菌，导致晨起口臭明显。

上呼吸道感染

上呼吸道感染（如鼻窦炎、扁桃体炎等）会导致分泌物积聚，这些分泌物进入口腔后，被细菌分解产生异味。在感冒期间，宝宝通常会由于鼻塞而张口呼吸，导致口腔干燥，进一步加重口臭。

消化问题

如宝宝有口臭同时伴有腹痛、便秘、反酸、嗳气等症状，可能与胃食管反流或消化不良等问题有关。

1. **胃食管反流病**　胃液反流进食管后，可以上升到口腔，带来酸臭的口气。

2. **消化不良**　胃肠道不适或过量进食导致胃动力和消化能力减弱，使未完全消化的食物在消化道内分解，发酵产生臭味气体，并通过口腔排出，产生口臭。

其他健康问题

一些特殊气味口臭伴随多饮、多尿、黄疸等症状，可能与糖尿病、肝病等全身性疾病相关，需尽快就医检查。

1. **糖尿病**　糖尿病患者可能出现酮症酸中毒，酮体在体内积聚并通过呼吸排出，导致呼出的气体具有烂苹果味。

2. **肝脏疾病**　肝脏问题可能导致口腔中出现类似腐败的气味。

3. **肾脏疾病**　慢性肾脏疾病可能导致呼出气体有氨味，这是由于肾脏无法有效清除体内的废物。

宝宝口臭的危害

影响口腔健康

口臭通常与口腔卫生习惯差导致龋齿、牙龈炎等相关。如果不及时处理，可能加重口腔问题，甚至导致牙齿损伤等严重后果。此外，盲目使用成人漱口水或偏方，可能会破坏儿童口腔的菌群平衡，甚至刺激口腔黏膜，产生负面效果。

易忽视的潜在风险

1. 引发其他生理健康问题　如果口臭由龋齿、鼻窦炎等原因引起，未及时发现并治疗可能导致慢性感染，增加治疗的难度和复杂性。

2. 引发心理问题　宝宝如果因口臭被同伴嘲笑，可能会产生自卑心理，抗拒近距离交流，影响他们的自信心和自尊感。为了避免他人闻到异味，宝宝可能会刻意减少与朋友的互动，长期如此，可能影响社交技能的发展，甚至可能诱发焦虑或抑郁情绪。

如何解决宝宝口臭的问题

加强口腔卫生

1. 饭后漱口　家长应教导宝宝每次进餐后都要漱口，这不仅可以帮助清除口腔中的食物残渣，还能减少细菌的滋生，有助于保持口腔清洁，防止口臭问题。

2. 每天刷牙两次　刷牙是保持口腔健康的基本手段。家长应确保宝宝早晚各刷一次牙，早晨刷牙能清除夜间积聚的细菌及其代谢物质，而晚上刷牙则能有效清除一天中的食物残留和细菌。每天两次刷牙能大大减少口臭的发生。

3. 监督与指导正确刷牙方法　为确保宝宝正确刷牙，家长应从小监督并指导宝宝正确的刷牙方法。宝宝的刷牙技巧通常不够熟练，因此家长可以帮助他们掌握合适的刷牙角度和动作力度。此外，推荐给宝宝使用小头软毛刷，这样可以更好地清洁牙齿，同时避免硬毛刷对牙齿和牙龈造成伤害。如果宝宝不愿意刷牙，家长可通过让宝宝观看自己刷牙的方式或使用动画视频来演示正确的刷牙方法，帮助他们掌握正确的刷牙技巧。

4. 定期检查牙齿　除了口腔的日常护理，家长应定期带宝宝去看牙医。宝宝的口腔健康可能受到多种因素的影响，如牙齿发育问题、龋齿和牙龈炎等，通过口腔检查和专业清洁，可及时发现并预防潜在问题。

增加水分摄入

唾液不仅能帮助清洁口腔，还能抑制细菌生长，因此保持足够的水分摄入对于保持口腔湿润和减少细菌滋生至关重要。此外，还要避免宝宝频繁饮用含

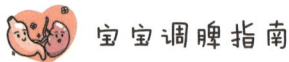

糖或碳酸饮料,因为这不仅加重口腔干燥,还为细菌提供了滋生的温床,影响口腔健康,造成口臭。

调整饮食结构

1. **调整饮食** 减少容易引发口臭的食物摄入,尤其是在宝宝的口臭较重时。

2. **增加新鲜水果和蔬菜的摄入量** 有助于清新口气,尤其是一些富含纤维的食物,可以帮助清理牙齿表面的食物残渣,减少口腔异味。

把握就医时机

如果宝宝的口臭持续存在,并伴随其他症状(如发热、体重减轻、食欲缺乏等),家长应及时带宝宝就医。

董氏儿科有对策

病因病机

董氏儿科认为,小儿口臭多与脾胃运化失司、升降失常有关。

1. **乳食积滞** 如果宝宝过度吃油腻,或频繁吃零食,或暴饮暴食,进食量超过了脾胃的消化能力,使食物堆积在胃肠中未能完全消化,容易引发体内积食,导致口气酸腐。

2. **余邪未清** 宝宝处于感冒、咽喉炎、肺炎等外感病后期,体内的病邪未完全清除,或者服用了过多寒凉药物,导致脾胃功能受到影响,从而产生口臭问题。

3. **胃阴不足** 如果宝宝因患病引起体内阴液不足,或者由于挑食和不良饮食习惯导致营养不均衡,胃阴耗伤,可能会产生虚火,导致口腔干燥和口臭。

调摄有法

通过合理的饮食安排,改善脾胃功能。

1. **避免积食** 保持良好的饮食习惯,尤其是避免睡前进食,可以帮助脾胃更好地消化吸收,减少食物积滞,促进消化。蒸煮蔬菜等容易消化、纤维丰富的食物有助于促进胃肠蠕动,防止因积食引起的口臭。

2. 清除余热 食用清热食物，如苦瓜、绿豆汤、菊花茶等，有助于清理体内的余热，特别适用于上呼吸道感染引起的口臭。

3. 养阴生津 通过食用滋阴生津的食物，如百合、梨、银耳等，可以帮助润泽口腔，缓解因口腔干燥导致的口臭，尤其适合胃阴不足的情况。

睡眠篇

  睡眠是儿童生长发育的关键因素，直接影响身体健康、情绪和认知能力。充足的睡眠有助于生长激素的分泌，促进骨骼和肌肉的发育，同时增强免疫力，减少生病的风险。此外，睡眠质量与学习、记忆力、注意力密切相关，孩子的情绪稳定和社交能力也受到睡眠的影响。中医认为，良好的睡眠有助于气血运行，促进脏腑功能的协调；充足且优质的休息能够促进身心健康的全面发展。

  打鼾、磨牙、遗尿和盗汗等睡眠问题会严重影响孩子的睡眠质量。打鼾通常与气道阻塞相关，长期打鼾可能影响深度睡眠，进而影响孩子的认知发展和情绪稳定。磨牙常导致口腔不适与牙齿磨损，并影响休息质量。遗尿则多与脾肾功能失调相关，脾虚无法固摄水液，肾虚导致膀胱控制力不足，打乱睡眠，甚至影响自信心。盗汗可能与气虚或阴虚内热有关，汗出体感不适，影响深度睡眠。以上问题均可导致孩子无法得到充分的恢复性休息。积极改善这些症状，有助于保障孩子的睡眠质量与健康成长。

宝宝睡觉磨牙怎么办

随着夜幕的降临，万物似乎都沉浸在宁静的梦乡之中。此时一种细微而持续的声音却悄然打破了夜的宁静——那是小乐的磨牙声。

小乐最近这个星期磨牙的现象已经出现了三次，而且似乎越来越严重。小乐妈妈的心情也随之变得紧张和焦虑，她急切地在网上搜寻着各种可能的解释。有人说这可能是宝宝承受了过大的压力，也有人说这可能是牙齿健康问题的表现……小乐妈妈的心中充满了担忧：这种现象会影响宝宝的健康吗？他的牙齿会不会因此受损？是否该带小乐去看医生？

让我们一起帮助小乐妈妈解开疑惑。

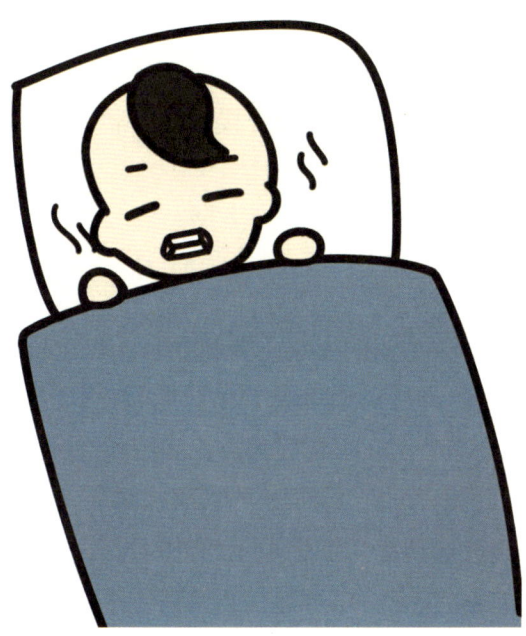

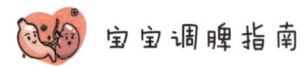 宝宝调脾指南

告别磨牙夜,做个安静睡觉的小宝贝

睡觉磨牙,或称夜磨牙,是指在睡眠中不自觉地磨牙或紧咬牙齿。它是常见的睡眠问题,虽然尚无统一的定义,但已在睡眠医学和口腔医学领域得到广泛研究。根据《睡眠障碍国际分类》,睡觉磨牙通常与睡眠觉醒相关,是一种睡眠中的异常口腔活动。在口腔医学中,睡觉磨牙被视为一种无意识的口腔习惯,表现为节奏性或痉挛性的咬牙和磨牙,有时伴随声音。

磨牙看似无害,轻者没有症状,至多使宝宝早晨感到面部肌肉酸痛,但如果长期持续,可能对宝宝的身体健康、牙齿状态以及生活质量产生一系列影响。

睡觉磨牙的常见原因

睡眠相关因素

1. 睡眠呼吸障碍 如果宝宝频繁磨牙,还需留意是否有其他睡眠问题,如打鼾、张口呼吸、睡眠不安或白天嗜睡等,这可能表明存在睡眠呼吸障碍,而磨牙可能是宝宝对呼吸不畅的无意识反应。

2. 睡姿习惯 宝宝的睡姿也会影响磨牙的发生。侧卧或趴睡时,颌部会承受额外的侧向压力,导致牙齿咬合接触不正常,持续的颞下颌关节压力和咀嚼肌紧张,可能导致夜间磨牙的发生。

其他因素

1. 咬合问题 牙齿不整齐或咬合不正常也可能是磨牙的原因之一。当宝宝的牙齿发育异常或咬合不平衡时,会刺激咀嚼肌,从而诱发夜间的磨牙行为。

2. 胃肠问题 胃肠功能紊乱,尤其是由于不健康的饮食习惯(如饮食不规律或食用刺激性食物等)引起胃酸反流刺激食管时,宝宝可能通过磨牙来缓解不适。

3. 神经内分泌异常 临床研究发现睡觉磨牙者体内儿茶酚胺水平较高,推断这种神经递质的异常分泌可能扰乱大脑的神经反馈机制,导致咀嚼肌活动异

常，进而引发夜间磨牙。

4. 精神因素 精神压力引起的紧张或焦虑情绪是诱发磨牙的主要原因。宝宝在面临学业压力、社交困难、家庭矛盾或环境变化时，可能通过磨牙等潜意识行为来释放情绪，缓解压力，属于一种情绪宣泄的方式。

睡觉磨牙的危害

睡觉磨牙可能从多个方面影响宝宝的生长发育。

1. 睡眠障碍 持续的磨牙行为会干扰深度睡眠，影响宝宝的睡眠质量，使宝宝无法获得充足的休息。

2. 损伤牙齿 频繁的磨牙会导致牙齿磨损，逐渐磨耗牙釉质，暴露出内部敏感的牙本质或牙髓，导致牙齿对冷、热、酸、甜等刺激极为敏感，甚至产生疼痛，严重者还会影响牙齿的功能。

3. 面容的改变 夜间磨牙会让面部咀嚼肌长期处于紧张状态，时间一长可能导致面部肌肉纤维增厚，使面部线条变宽，脸型可能出现"方脸"特征。

4. 颞下颌关节紊乱综合征 严重的磨牙行为可能损害颞下颌关节的功能，牙齿高度下降导致面部肌肉过度疲劳，引发颞下颌关节紊乱综合征，可能出现颞下颌关节周围肌肉酸痛，甚至在张口时发出"咯咯"的杂音。宝宝可能在唱歌、吃饭、说话时感觉张口困难，严重者甚至会出现颞下颌关节脱位，给日常生活带来很大困扰。

睡觉磨牙的调护与防治

睡觉磨牙虽然是一个常见问题，但仍需通过合理的调护与防治措施来减轻症状并预防其对健康的进一步影响。以下是一些针对儿童睡觉磨牙的综合调护方法。

纠正姿势

1. 练习下颌姿势位 下颌姿势位即当宝宝处于直立姿势，头部端正，平视前方且不咀嚼时，上下牙齿应保持微微分离，避免紧咬或接触。这种状态能让颞下颌关节及其周围肌肉得到充分放松，减少夜间肌肉过度活动的风险。

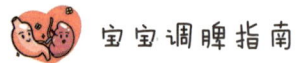

2. 调整睡姿 鼓励宝宝采用仰卧睡姿以减轻颞下颌关节的压力，避免不适当的咬合力，减少夜间磨牙的发生。

3. 睡前面部按摩 睡前进行轻柔的面部按摩，尤其是颞下颌关节周围的区域，能够有效放松宝宝的面部肌肉，缓解关节的压力，减少夜间磨牙。

平衡膳食

纠正可能存在的饮食问题对减少睡觉磨牙起着至关重要的作用。

1. 适量摄入蛋白质、维生素和矿物质 蛋白质以及钙、镁等矿物质是骨骼发育与修复的必需物质，维生素 D 是钙代谢的重要调节剂，缺乏时可能导致骨骼和牙齿发育异常，甚至引发咀嚼功能障碍。

2. 减少高热量、高脂饮食 过多摄入油炸食品和甜点等可能导致身体疲劳和睡眠不良，从而加重磨牙问题。

3. 增加新鲜蔬果和膳食纤维摄入量 鼓励宝宝多吃新鲜蔬菜和水果，特别是富含膳食纤维的食物，如全谷物和绿叶蔬菜。膳食纤维不仅能促进消化，还能帮助改善整体健康，促进更好的睡眠，间接减少磨牙的可能性。

4. 避免暴饮暴食或长时间空腹 暴饮暴食或长时间空腹会使胃肠道功能紊乱，导致血糖水平波动，进而引发焦虑和紧张情绪，可能间接引起磨牙。确保宝宝的饮食规律，保持稳定的能量供应，有助于减少情绪波动和磨牙的发生。

改正不良用牙习惯

1. 鼓励双侧均匀咀嚼 让宝宝养成双侧轮换使用牙齿的习惯，而不是长期单侧咀嚼。单侧咀嚼会导致咬合不均，增加颞下颌关节周围肌肉的疲劳感，从而加剧磨牙问题。

2. 改掉咬笔等不良习惯 咬笔、咬手指或用牙齿撕咬硬物等不良习惯会增加牙齿的负担，甚至可能影响牙齿排列，导致咬合不正常，进而引发磨牙。

3. 避免长时间使用奶嘴 持续吸吮奶嘴会导致口腔内的压力不均匀，进而影响颌骨和牙齿的正常生长，改变宝宝的咬合方式，可能导致下颌前突或其他咬合不正问题。

注意口腔卫生

良好的口腔卫生对于预防和缓解夜间磨牙至关重要。

1. 及时矫正牙齿 及时发现牙齿排列不齐、咬合异常等问题并进行矫正治疗，如佩戴正畸矫治器，有助于改善咬合方式，减轻磨牙现象。

2. 保持良好的口腔卫生习惯 确保宝宝每天早晚刷牙，饭后漱口，保持口腔清洁。避免牙齿因龋齿或不洁引起的不适，从而降低磨牙的频率和强度。

3. 及时治疗口腔疾病 如果宝宝出现任何口腔问题，如龋齿、牙龈炎等，及时就医治疗，避免口腔疾病进一步加重磨牙问题。

适当运动

适当的运动有助于增强宝宝的体质，同时缓解精神压力，使宝宝心情放松，有助于减轻因焦虑等情绪引发的磨牙问题。

规律的运动还能促进宝宝更高质量的睡眠。跑步、跳绳、骑自行车、散步等轻松的户外活动，能够释放宝宝的多余精力。建议每天进行 30 分钟以上的适度运动，但应避免睡前进行剧烈活动，以防过度刺激神经系统，导致过度兴奋，而睡眠不安并出现磨牙现象。

心理情绪疏导

1. 主动关心宝宝的心理状态 家长应关注宝宝的情绪变化，及时了解他们的学业、社交和家庭困扰，提供情感支持，减少焦虑和紧张情绪。

2. 增加陪伴时间 通过陪伴宝宝，增强他们的安全感，让他们在家长的关爱中学会放松，减轻压力，减少磨牙。

3. 引导宝宝学会情绪表达 鼓励宝宝用语言、写日记或运动等健康方式表达情绪，避免通过磨牙等潜意识行为宣泄压力。

4. 专业指导与家庭配合 在需要时，可寻求心理医生或牙科医生的帮助，结合家长的支持，共同解决磨牙问题，缓解心理压力。

病因病机

根据中医理论,夜间磨牙的发生通常与脏腑失调、气血运行异常等因素密切相关。该病症在中医古籍中被称为"齿齘""咬牙"等。

1. **脾胃积热** 磨牙症常见于脾胃积热。脾胃功能失调、食积内停,导致胃肠积热。脾胃与牙齿关系密切,中医认为胃和大肠分别对应上、下牙齿,因此当脾胃失调,积热内扰,会导致夜间磨牙。

2. **热扰心神** 心火过盛时会扰动心神,影响正常的肌肉运动,造成夜间无意识的磨牙或咬牙行为。心火亢盛多由情绪波动、过食辛辣等引起,还容易导致夜间睡眠不安。

3. **肝脾不和** 肝气郁结影响脾胃功能,也可能导致磨牙。情绪困扰、学业压力等会导致肝气不舒,肝火旺盛,影响脾胃运化,造成夜间磨牙现象。

调摄有法

1. **调和脏腑,辨别虚实** 夜间磨牙常与脾胃虚弱、肝火旺盛等脏腑失调相关。脾胃虚弱时,可健脾和胃、理气消积等;若肝火旺盛,可疏肝解郁,清热泻火等,恢复脏腑功能的协调。

2. **安神定志,身心合一** 情绪波动和心理压力常诱发夜间磨牙。中医强调通过情绪调节,放松身心,改善睡眠质量,避免因精神紧张而引起的磨牙,体现了中医治疗中"身心合一"的特点。

宝宝睡觉出汗怎么办

夜晚，小乐安静地躺在床上，呼吸平稳，似乎进入了梦乡。然而，小乐妈妈轻轻触摸宝宝的额头，发现有些潮湿，汗水像细雨一样在皮肤上轻轻滑落，脖子和背部也已经湿透。妈妈不禁皱眉，小乐睡着了怎么还出这么多汗，是不是生病了？

接下来，我们将一起探讨宝宝夜间出汗的常见原因，帮助家长正确应对这个问题。

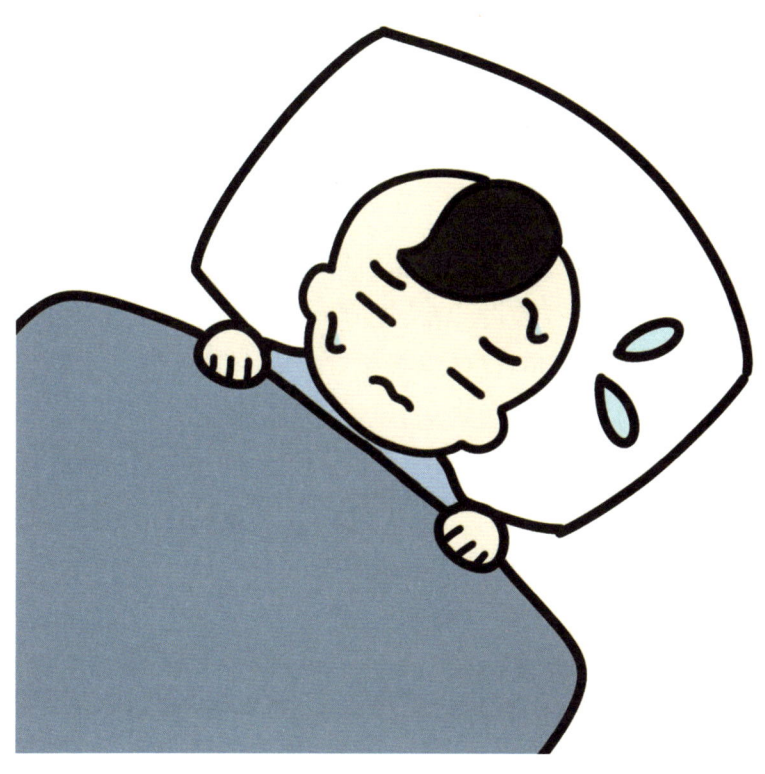

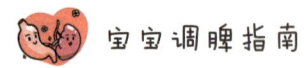
宝宝调脾指南

盗汗有因，止汗有法，破解宝宝盗汗困扰

睡觉出汗，又称"盗汗""寝汗"，表现为在睡眠过程中大量出汗，醒来后汗出停止，中医用"盗"字来形容这种现象，意指汗液在宝宝入睡或刚闭眼时偷偷地泄出的状态。盗汗可以是某些病症的一个常见症状，也可能单独发生。

生理状态下，宝宝睡觉时出汗，是通过汗腺调节体温的一种自然反应。通过出汗，身体得以散热，从而保持体温的稳定。这种生理性出汗通常与环境、体温调节、代谢等因素相关，而病理性出汗则可能与潜在的健康问题有关。

宝宝睡觉出汗的常见原因

生理性出汗

生理性出汗是儿童夜间常见的一种情况，通常无须过度担忧。

1. **体温调节的需要**　睡眠时，人体核心体温会自然下降，宝宝皮肤含水量较高，表皮微血管分布密集，新陈代谢旺盛，下丘脑的体温调节中枢对刺激极为敏感，因此入睡后血管迅速扩张，汗腺分泌增加，通过排汗快速散热以降低体温。这种情况特别常见于入睡后最初的几个小时，随着睡眠进入深层阶段，出汗量会自然减少。只要宝宝白天活力充沛、体温正常，家长无须过于担心。

2. **环境因素**　睡眠环境过热会导致宝宝睡觉时出汗增多，比如，卧室温度过高，使用不透气的床上用品，穿着过厚的衣物睡觉等。

3. **生活习惯的影响**　宝宝在睡前 1~2 小时内如果进行剧烈活动，可能导致身体产热增加，睡觉时容易出汗。此外，如果宝宝晚餐过饱、摄入油腻或辛辣的食物，可能引起身体热量过高，导致夜间出汗。

4. **心理和情绪因素**　当宝宝感到压力而产生焦虑或恐惧情绪时，交感神经系统被激活，引发战斗-逃跑反应，导致肾上腺素分泌增加，从而出现夜间出汗。

病理性出汗

如果宝宝的夜间出汗伴随其他异常症状，则需警惕是否存在潜在的健康问题。

1. **佝偻病** 患儿可表现为头发稀少、出牙迟、走路晚、颈部无力、肋骨外翻等；如果伴有明显的多汗，可能是缺乏钙和维生素 D 导致。

2. **营养失调** 如果宝宝盗汗伴有食欲缺乏、体重减轻等症状，可能是营养摄入不足或不均衡所致，应及时调整饮食。

3. **感染性疾病** 如果宝宝夜间盗汗同时出现发热、咳嗽、乏力等症状，除考虑上呼吸道感染，还需警惕是否存在结核病或其他慢性感染。

4. **其他健康问题** 如甲状腺功能亢进、低血糖、免疫系统异常等都可能引发夜间出汗，应尽早就医明确诊断。

睡觉出汗的危害

1. **影响睡眠质量** 频繁盗汗会导致儿童睡眠中断，影响深度睡眠促进身体恢复和生长发育的效果。长期睡眠不足还可能引发白天注意力不集中、学习效率下降以及情绪不稳定。

2. **导致皮肤问题** 汗液停留在皮肤表面会造成潮湿环境，容易引发瘙痒、红疹等症状，甚至会导致湿疹。儿童皮肤娇嫩，汗液中的盐分和杂质更容易引起刺激。

3. **降低免疫力** 盗汗严重时，可能导致身体水分过度流失，加重疲劳，并间接影响免疫系统功能，使宝宝更容易患感冒或其他感染性疾病。

4. **可能掩盖健康问题** 儿童盗汗容易被忽视，但却可能是某些疾病（如缺钙、感染或甲状腺异常）的信号，如果未能及时发现和治疗，可能会导致严重后果。

睡觉出汗的应对方法

盗汗是许多家长在育儿过程中遇到的问题，尽管大多数情况下不会危及健康，但如果处理不当，可能影响宝宝的睡眠质量甚至整体健康。以下是全面的防治与调护措施，供家长参考。

调整睡眠环境

1. **保持室温适宜、空气流通** 确保卧室温度保持在 20~22℃，避免房间闷热或空气质量差对宝宝健康造成影响。

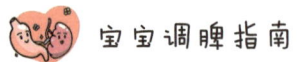

2. 床上用品及睡衣的选择 选择吸湿、透气的睡衣、床单、被褥和枕头，避免使用厚重、不透气的床上用品导致体表热量积聚，特别是在夏季。若宝宝盗汗后浸湿衣被，家长应及时更换，避免受凉。

3. 夜间光线调节 营造柔和的光线环境，有助于宝宝放松入眠，同时避免过亮的光线刺激宝宝出汗。

4. 避免外界热源 对于有盗汗困扰的宝宝，避免使用电热毯或放置过热的暖宝宝等，减少外部热量对宝宝身体的影响。

合理调整饮食习惯

1. 睡前适度饮食，避免刺激性食物 晚餐避免过饱，避免辛辣、油腻及刺激性强的食物，晚饭后到睡前少吃零食，特别是含糖量高的食物，这些食物容易引发脾胃积热，加重盗汗症状。

2. 保持适当的水分摄入，减少夜间饮水 白天鼓励宝宝多喝水，保持身体水分平衡。还可以在饮食中适当增加富含水分和营养的食物，比如水果、汤类。睡前避免大量饮水，既可以减少夜间出汗，也能避免频繁起夜影响睡眠。

3. 注意均衡营养 确保宝宝摄入均衡的饮食，避免偏食，特别是富含维生素和矿物质的食物。

注意睡前情绪与活动

1. 避免剧烈活动 睡前1~2小时应为宝宝安排较为平静的活动，以免身体产热增加，导致盗汗。

2. 保持情绪平稳 帮助宝宝避免睡前过度兴奋、紧张或焦虑情绪，可通过讲故事或安抚性语言缓解情绪，还可尝试舒缓的音乐、按摩或轻柔的亲子互动，帮助宝宝身心放松，进入深度睡眠。

把握就医时机

盗汗可能与缺钙、甲状腺疾病、结核病等相关，医生通过相关检查可进行精准诊断。

1. 观察持续时间 如果宝宝盗汗情况长期存在或逐渐加重，家长应予以重视。

2. 注意伴随症状 若宝宝盗汗的同时出现以下症状，应及时就医排查。

体重明显减轻 可能提示潜在的代谢或营养问题。
疲惫无力 提示可能存在贫血或其他慢性疾病。
呼吸困难 需要排除心肺疾病。
发热 可能存在感染性疾病。

董氏儿科有时策

对于轻微的盗汗，通常仅表现为头部出汗，并且在入睡后2小时左右就能自行消退，这种情况一般不需要特别干预。然而，对于病理性出汗，我们强调辨证施治，即根据病因来调整治疗策略。

病因病机

1. **阴虚火旺** 宝宝体内的阴液不足，表现为夜间盗汗。宝宝白天常显得精神较好，夜间却在入睡后汗出较多，常伴有口干、舌红少苔、便秘等症状。

2. **气虚失固** 气虚体质或病后体弱的宝宝，皮肤防御功能弱，内外失衡，可能导致汗腺功能不稳定，夜间出汗较多，常见表现为疲倦无力、面色苍白、呼吸浅表等。

调摄有法

出汗本质上是外邪通过汗孔排出的过程，尤其在外感风寒、风热等情况下。此时，如果强行止汗，尤其是在外邪尚未完全排出体外的情况下，可能会导致邪气滞留体内，从而引发病理变化，甚至加重病情。因此，主要的调摄宗旨在于顺势而为，避免强行止汗。

1. **辨证论治** 在外感病邪（如风寒、风热等）时，汗液的排出是体内与外邪抗争的一部分。通过适当的药物或外治方法，帮助体内"邪气"通过汗液排出，但需要根据具体的症状决定。其他盗汗的情况则要经过医师的辨证来治疗。如果是由于阴虚火旺，则需要通过滋阴降火、固表止汗来缓解症状。

2. **注重体质调养** 对宝宝而言，增强体质、提升抵抗力是预防病邪侵袭的关键。保持良好的作息与合理饮食，避免过度劳累或受凉。

宝宝睡觉打鼾怎么办

夜幕降临，小乐终于进入了梦乡，房间里只听见轻柔的呼吸声。然而，突然间，妈妈听到了不寻常的声音——小乐的呼吸变得沉重而有节奏，时不时发出响亮的打鼾声。妈妈轻轻走近床边，低头看着熟睡中的小乐，发现他的胸部起伏明显，呼吸声也逐渐变得更大，甚至有些断断续续。妈妈的心跳不自觉地加速，生怕小乐的睡眠质量出了问题，脸上满是担忧，心中充满了疑问和焦虑。

打鼾频繁发生，可能预示着宝宝睡眠中存在更深层次的问题，需要家长关注和了解。

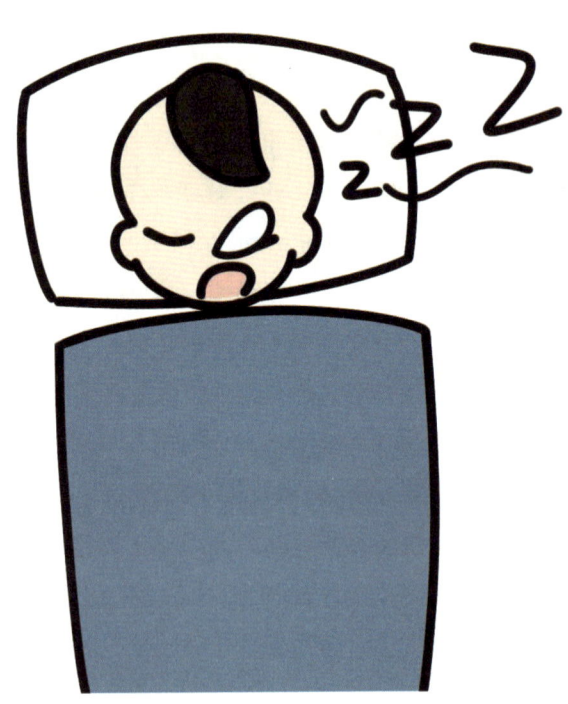

打鼾不是"小夜曲",藏着影响成长的"大危机"

儿童打鼾在幼儿期较为常见,偶尔的打鼾可能是由于睡姿不当引起,若经常出现打鼾伴有呼吸不畅,则可能是睡眠呼吸暂停综合征。临床表现为睡觉时打鼾、张嘴呼吸、鼻塞、吸气困难,甚至呼吸暂停。长期的鼾声不仅影响宝宝的睡眠质量,还可能导致注意力不集中、学习困难、行为问题,甚至引起心脏和血压问题,因此家长应重视并及时就医评估。

睡觉打鼾的原因

腺样体肥大

腺样体肥大是儿童长期打鼾的主要原因。腺样体位于鼻咽顶后壁中线处(鼻腔与口腔之间),为人体抵御细菌病毒的重要淋巴组织。

1. 生理性肥大 2~6岁增生显著,10~12岁逐渐萎缩,一般不影响健康。

2. 病理性肥大 反复上呼吸道感染导致腺样体长期处于肿胀状态,过敏性鼻炎也会反复刺激腺样体,不良环境因素(如空气污染、二手烟等)会增加腺样体肥大风险。

肥胖

肥胖儿童通常会在颈部和喉咙周围堆积较多的脂肪,这些脂肪导致气道变窄,在睡眠时,肌肉松弛后气道变得更窄,甚至可能被阻塞。气道狭窄使得空气流通受阻,导致宝宝在睡觉时出现打鼾或呼吸不畅的情况。

上呼吸道反复感染

主要与鼻腔、喉咙和扁桃体等部位的阻塞或炎症有关。以下是几种常见的上呼吸道问题及其对打鼾的影响。

1. 鼻塞与过敏性鼻炎 鼻塞是导致打鼾的常见原因之一。当鼻腔黏膜充血水肿或充满分泌物时,空气无法顺畅通过鼻腔,宝宝可能会被迫用嘴呼吸,增加咽喉部位的气流阻力,从而引发鼾声。

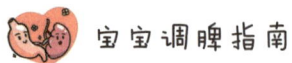

2. **扁桃体肥大或喉部炎症** 扁桃体肥大会占据咽喉部分空间，或咽炎、喉炎等也可能导致喉部充血肿胀，气道狭窄，增加呼吸阻力。特别是在睡眠中，喉部肌肉放松，阻塞更加明显，导致频繁打鼾。

3. **结构性问题** 如鼻中隔偏曲、鼻息肉等结构异常，会影响呼吸流畅性，从而增加打鼾的风险。

睡眠呼吸暂停综合征

睡眠呼吸暂停综合征是指宝宝在睡眠过程中，由于上气道部分或完全阻塞，导致呼吸暂停或通气不足，伴随打鼾和呼吸间歇性暂停，进而引起血氧饱和度下降和睡眠结构紊乱的一种现象。患儿通常有以下表现。

1. **打呼噜** 响亮且频繁的打鼾是典型表现。
2. **呼吸暂停** 睡眠中呼吸突然停止，随后可能伴随喘息或呛咳。
3. **夜间频繁觉醒** 由于呼吸不畅，宝宝可能会频繁醒来，睡眠质量差。
4. **白天嗜睡或行为异常** 宝宝可能表现为白天疲倦、情绪不稳定或好动。
5. **张口呼吸** 由于上气道阻塞，宝宝可能习惯张口呼吸。
6. **生长发育迟缓** 长期睡眠质量差可能影响生长激素分泌，导致身高、体重增长缓慢。
7. **学习能力下降** 睡眠不好会导致注意力不集中、记忆力减退，可能影响学业表现。

颌面部结构异常

颌面部结构异常会直接或间接影响气道的通畅性，具体可能是由于气道空间狭窄。小颌（下颌发育不足）或下颌后缩（下颌位置靠后）会使舌根及周围软组织后移，占据更多的咽部空间，导致气道变窄；上颌发育不足可能导致鼻腔空间狭窄，影响鼻腔通气，迫使宝宝张口呼吸，使舌根后坠，进一步加重气道阻塞。

睡觉打鼾的危害

睡眠质量下降

1. **频繁觉醒** 打鼾可能导致宝宝夜间睡眠片段化，无法进入深度睡眠。

2. 白天嗜睡 睡眠质量差会使宝宝白天感到疲倦、无精打采，甚至在不适当的时间（如上课时）睡着。

生长发育异常

1. 生长激素分泌不足 深度睡眠被干扰会影响生长激素的分泌，导致身高和体重增长迟缓。

2. 腺样体面容 长期打鼾可能导致宝宝习惯性张口呼吸，进而影响颌面部发育，出现腺样体面容（如面部拉长、上唇短翘、下颌后缩等）。

3. 咬合问题 张口呼吸可能影响牙齿和咬合发育，导致牙齿排列不齐或咬合不正，甚至可能影响牙齿和颌骨的正常发育。

学习和认知能力下降

1. 注意力不集中 睡眠质量差会影响宝宝的注意力，导致学习效率下降。

2. 记忆力欠佳 如果长期通气不足导致缺氧可能损害大脑功能，影响记忆力和学习能力。

3. 情绪和行为异常 宝宝可能由于睡眠不足表现为易怒、焦虑、多动或攻击性行为，甚至可能被误诊为注意力缺陷多动障碍。

疾病风险增加

1. 内分泌失调 睡眠质量差可能引起内分泌功能紊乱，不仅影响生长发育，还会增加肥胖风险，而肥胖又会加重打鼾，形成恶性循环。此外，长期睡眠呼吸问题可能影响胰岛素敏感性，增加患糖尿病的风险。

2. 缺氧 气道阻塞会导致大脑和身体缺氧，增加心脏和肺部的负担。长期缺氧可能影响血压和心血管系统健康。

3. 免疫力下降 长期睡眠质量差可能削弱免疫系统功能，使宝宝更容易感冒或感染其他疾病。

4. 其他健康问题 如腺样体肥大可能影响中耳通气功能，引起反复中耳炎和听力下降。

心理和社交问题

1. 自卑心理 因打鼾被取笑可能导致宝宝不自信或抗拒社交。

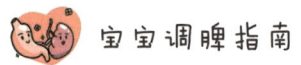

2. **睡眠焦虑** 宝宝可能因打鼾问题产生对睡眠的恐惧或抵触情绪。

睡觉打鼾的应对方法

预防感染

1. **避免交叉感染** 尽量避免宝宝接触感冒患者，保持良好的卫生习惯，勤洗手，减少呼吸道感染的发生，减轻对腺样体的刺激。

2. **保持规律作息** 规律的作息时间有助于保证充足睡眠，增强宝宝的免疫力，帮助身体抵抗外界病原体。

3. **保持空气流通** 定期通风，适当增加空气湿度，有助于减少空气中的有害物质，改善睡眠环境。

4. **避免接触过敏原** 定期清洗被褥、枕头和床上用品，避免尘螨的积聚，避免饲养长毛宠物。

5. **减少二手烟暴露** 如果家中有吸烟者，应尽量说服其戒烟，减少二手烟对宝宝的危害，避免刺激腺样体。

日常干预措施

家长可以在生活中对儿童进行对因干预措施。如肥胖导致打鼾，可以通过减轻体重改善气道通畅性；仰卧容易导致气道塌陷，侧卧则有助于减少打鼾；规律作息，改善睡眠习惯，避免过度疲劳，也能预防打鼾。

此外，如因腺样体肥大导致的打鼾，需要处理鼻腔问题。可以通过鼻腔冲洗缓解分泌物造成的鼻腔阻塞，改善气流通畅性；如果患儿合并有过敏性鼻炎，则可以配合抗过敏治疗；还可利用鼻用喷雾以减轻炎症和鼻塞症状。

考虑手术治疗

如果已明确存在结构性问题（如腺样体肥大、扁桃体肥大等），并且保守治疗无效时，可考虑手术治疗。常见手术有腺样体切除术、扁桃体切除术等，具体手术方式需根据宝宝情况由医生评估决定。

把握就诊时机

如果宝宝出现以下情况，应尽早带宝宝就医。

1. 长期张口呼吸，并且睡眠质量差。
2. 有明显的呼吸暂停，尤其是夜间。
3. 有腺样体面容，或白天表现出严重的嗜睡。

就诊时需要提供平时所观察到的打鼾相关的情况，比如打鼾的频率和声音，注意鼾声是否持续，声音是否大；是否存在呼吸暂停，留意是否有呼吸暂停的现象，尤其是夜间；白天是否嗜睡，观察宝宝白天是否出现嗜睡或注意力不集中等症状；必要时可以对宝宝进行睡眠视频记录，方便提供给医生进行进一步诊断。

可带宝宝到耳鼻喉科或儿童睡眠专科进行检查。常见的检查包括鼻咽镜、睡眠监测、鼻咽部侧位 X 线片、CT 等。

董氏儿科有时策

病因病机

1. **痰湿内阻** 脾胃虚弱时，运化功能失常，津液不能正常输布，容易积聚成痰湿。现代宝宝饮食偏好肥甘厚味，容易生成痰湿蕴结于咽喉，加重气道堵塞，从而导致鼾声。

2. **痰瘀互结** 长期打鼾会使痰湿阻滞气机，久病入络，形成血瘀。尤其是肥胖儿童，血脂偏高，血液黏稠，气血运行受阻，痰瘀堆积在咽喉，进一步加重气道阻塞。

3. **余邪未清** 小儿打鼾常与外感风寒湿热等邪气有关。如外邪未清，反复刺激咽喉和鼻腔，影响气道通畅，导致夜间呼吸困难，发出鼾声。余邪未清可能进一步损伤脾胃，增加痰湿的生成，形成恶性循环。

4. **体质较弱** 小儿体质较弱，免疫力差，常见鼻塞、咳嗽、流涕等症状表现。脾胃虚弱时，清气无法上升，导致咽喉和鼻腔润养不足，又反复感染会降低抵抗力，导致打鼾等问题加重。

调摄有法

1. **注重原发病的治疗** 打鼾主要是由呼吸道阻塞或上气道异常引

起的。例如，肥胖会使颈部和舌根的脂肪压迫气道，导致呼吸困难；感染或过敏可引起鼻塞，影响正常呼吸；扁桃体和腺样体肥大会使气道变窄，阻碍空气流通。重要的是要明确诊断并积极治疗，通过药物、手术（如扁桃体切除）来缓解气道阻塞，恢复正常呼吸，以避免进一步危害健康。

2. 饮食调护　合理饮食有助于改善脏腑功能，预防痰湿生成，从而减少打鼾的发生。

避免油腻肥甘食物　如油炸、奶油和巧克力等高脂和高糖的食物容易生成痰湿，加重打鼾。

多吃清淡健脾食物　如小米粥、绿豆汤、山药、赤小豆等，有助于健脾益气，促进水湿代谢。

多吃润肺清热食物　如梨、苹果、银耳、蜂蜜等，能润肺清热，缓解咽喉干燥和痰热上扰。

避免刺激性食物　少吃如辣椒、生姜、葱蒜等食物，减少咽喉刺激。

3. 辅助措施

芳香通窍　外佩香囊如辛夷、薄荷、白芷等具有芳香疏散作用的药物，通过疏通鼻窍，清除痰湿，改善气道通畅，有效缓解打鼾症状。

按揉通窍　按揉迎香穴、风池穴、列缺穴等，促进鼻腔通气，疏通经络，减轻鼻塞，改善打鼾症状。

宝宝睡觉尿床怎么办

　　夜深了，小乐终于进入了梦乡，妈妈轻轻走进房间，准备给宝宝盖好被子却突然发现床单湿漉漉的，宝宝的睡衣也已经湿透。妈妈轻轻摇醒宝宝，"小乐，怎么又尿床了？"小乐迷迷糊糊地醒来，眼神中透露着困惑与无助。看着床上的湿痕，妈妈的眉头紧锁，心里充满了焦虑与困惑。她开始担心，小乐是不是有问题？为什么总是尿床？

　　尿床不仅仅是一个小问题，还可能与宝宝的身体发育、生活习惯或心理状态相关。接下来，我们一起来了解尿床的原因及应对方法，帮助宝宝健康成长。

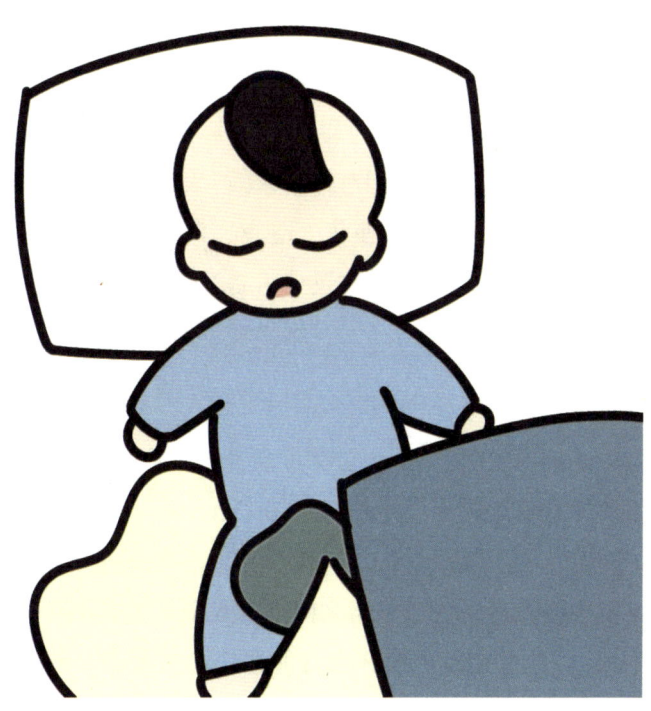

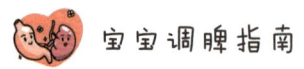 宝宝调脾指南

告别床单"地图",开启膀胱"警报器"

宝宝睡觉尿床 ≠ 遗尿症

遗尿俗称尿床,是指夜间睡眠中所发生的无意识排尿行为。

不过并非所有尿床现象都等同于遗尿症,某些情况下是生理性发育过程中的正常现象。在婴幼儿时期,尿床是正常的生理现象,其原因是排尿控制系统尚未发育完全。对学龄儿童而言,由于夜间深度睡眠或白天过度玩耍,也可能偶尔发生遗尿现象,这并不属于病态。

如果3~4岁儿童仍频繁发生遗尿或伴日间尿失禁就应该引起家长重视;如果5岁以上儿童仍有夜间无意识排尿现象则考虑患有遗尿症。

遗尿症的诊断

临床表现

遗尿症患儿会在夜间睡眠时发生不自主排尿,多表现为夜间遗尿次数为1~2次/晚,同时伴有夜间觉醒障碍,沉睡难以唤醒等。存在膀胱功能障碍患儿遗尿有单次尿量少的特点,日间可伴有尿频、尿急、尿失禁等表现。

部分患儿还可能同时伴有便秘、遗粪、大便失禁等排便功能异常,以及其他发育健康问题,包括体质问题和发育落后(如矮小、脾胃功能和睡眠异常)、行为问题(如注意力不集中等),情绪异常(如紧张、焦虑等)。

分型诊断

临床根据遗尿的发生情况可分为原发性睡眠遗尿症和继发性睡眠遗尿症。

1. **原发性睡眠遗尿症** 是指自幼遗尿,没有6个月以上的不尿床期,并已排除泌尿系统、神经系统、行为心理障碍及内分泌系统等器质性疾病。

2. **继发性睡眠遗尿症** 是指之前已有6个月或更长时间不尿床期后,再次出现每周2次以上并持续至少3个月的遗尿。多数原因是在原有生理性发育延迟基础上伴有泌尿系统疾病、全身性疾病、神经及心理等疾病导致遗尿症状反

复或加重。

建立排尿日记的诊断辅助工具

排尿日记可以帮助医生了解患儿的排尿习惯和尿量，从而更准确地评估遗尿症的严重程度和类型。

排尿日记通常需要连续记录一周，包括工作日和周末。排尿日记应详细记录以下信息。

1. **每次排尿的时间** 记录宝宝每次去厕所的具体时间。

2. **尿量** 如果可能，使用量杯或电子秤记录每次排尿的尿量。对于夜间尿床的情况，可以通过称量尿湿的床单或尿不湿来估算尿量。

3. **饮水量** 记录宝宝一天中每次饮水的时间和量，包括所有液体摄入，如果汁、牛奶、汤等。

4. **其他相关事件** 如使用遗尿警铃或夜间唤醒排尿的情况、便秘或腹泻的发生、特殊饮食或活动等。

遗尿的原因

遗尿主要与生理结构发育、生活习惯、心理因素相关。首先，我们来大致了解一下排尿的生理过程。尿液经血液在肾脏过滤后形成并储存在膀胱；膀胱像弹性袋子，通过肌肉控制尿液排出；大脑则通过排尿反射和抗利尿激素来管理尿量和排尿时间。

对于尚未完全学会控制排尿的小年龄宝宝，尿床并不罕见。通常，2~3岁的宝宝会开始学习自主排尿；3~4岁时，大部分宝宝能控制白天排尿；女孩通常早于男孩。

发育尚未完善

发育不完善可能会使得排尿相关的生理过程受到阻碍。如抗利尿激素分泌不足，使夜间尿液浓缩能力差，导致尿液量多；膀胱容量小则储存尿液的空间有限，或者膀胱肌肉敏感，导致提前排尿；此外，宝宝的神经系统发育可能尚未完全，遗尿症宝宝可能睡得太沉，难以被膀胱充盈信号唤醒。

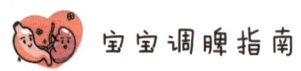

其他身心因素

1. **中枢神经问题** 例如中枢神经系统器质性疾病或感染以及脊柱问题等。

2. **遗传因素** 如果父母有遗尿症史，宝宝患遗尿症的概率更高。

3. **心理因素** 宝宝可能因焦虑、压力或家庭矛盾引发遗尿。

4. **饮食与生活习惯** 进食过多刺激性食物，或者夜间饮水较多，可能会引起遗尿。另外，如果存在便秘，粪便积压压迫膀胱，也容易引起遗尿。

遗尿的危害

心理影响

1. **自卑与焦虑** 频繁遗尿可能导致宝宝对自己的能力产生怀疑，特别是在同龄人中形成对比时，会产生自卑感。

2. **社交障碍** 因为害怕尴尬，宝宝可能拒绝参加社交活动，例如夏令营等需要外出住宿的集体活动。

3. **家庭关系压力** 父母或其他家庭成员的不理解可能导致矛盾，增加宝宝的心理负担。

生理问题

1. **皮肤问题** 长期接触尿液可能导致皮肤刺激或感染，如尿布皮炎。

2. **睡眠质量下降** 遗尿可能导致觉醒，干扰睡眠，影响白天的学习效率。

3. **长期影响** 如果遗尿症没有得到适当的治疗，某些情况下可能影响到成年后的生活质量，包括婚姻和职业生涯。

如何科学应对遗尿

家长需要注重对遗尿宝宝的日常调护。

建立良好的如厕习惯

1. **"定时"排尿** 鼓励宝宝每天在固定的时间进行排尿，如起床后、日间每2小时1次、三餐前和睡前；同时也要确保宝宝有规律的三餐和作息时间。

2. **培养夜间觉醒** 训练宝宝在夜间感到需要排尿时能够自己醒来，并自己去厕所。对每周尿床2次以上的宝宝可以使用遗尿警铃，在其遗尿时感应并唤醒宝宝；如可以掌握其排尿规律，也可以在夜间使用闹钟定时督促宝宝醒来排尿。

3. **处理便秘** 便秘也可能会导致遗尿问题，必须积极处理便秘问题。

保持良好饮食习惯

1. **限制晚间饮水** 禁食含咖啡因的饮料，如可乐和茶。限制睡前饮水的同时，要保证充足的日间饮水，以保持尿液稀释，减少尿路感染的风险。

2. **避免刺激性食物** 晚餐定时宜早，宜清淡，避免给宝宝吃太咸或含香料的食物，饭后不宜剧烈活动或过度兴奋。

心理调节

家庭需认识到尿床不是宝宝的错，避免指责而应鼓励其正常学习和生活；同时可以在医师的帮助下使其树立治疗信心，减轻心理负担，积极参与治疗。

1. **适当奖励** 如果宝宝在建立排尿习惯方面取得进步，应给予积极的反馈和奖励。

2. **保持耐心** 培养新习惯需要时间，家长应该保持耐心，不要对宝宝施加压力。

3. **避免指责** 向宝宝解释排尿习惯的重要性，并让他们知道尿床不是他们的错误，家长和医生会帮助他们一起解决这个问题。

董氏儿科有时策

病因病机

遗尿症的发生通常与肺、脾、肾三脏的功能失调密切相关。具体而言，董氏儿科将遗尿的病因分为几种不同的病机，并强调综合调理和个体化治疗。

1. **脾肾两虚** 肾气不足，无法有效控制膀胱的排尿功能；而脾虚则导致水液代谢失调，无法运化体内津液，从而出现遗尿症。

2. **肺虚脾弱** 中医认为，肺为"水之上源"，能"通调水道"，若肺气虚弱就会影响体内水分的输布与排泄；而脾虚则无法将水湿运化出去，最终使水湿滞留，影响膀胱的正常功能，进而引发遗尿症。

3.肝经湿热　在压力过大或情绪不畅的情况下，肝气郁滞，湿热下注膀胱，导致膀胱的功能紊乱，出现尿频或尿失禁等症状。

调摄有法

调理遗尿症的关键穴位，包括肾俞、膀胱俞、命门及夹脊穴。这些穴位的主要作用是调理脏腑功能、温补肾阳、增强膀胱固摄功能。家长可用拇指或掌根按揉这些穴位，每次3~5分钟，每日1~2次。

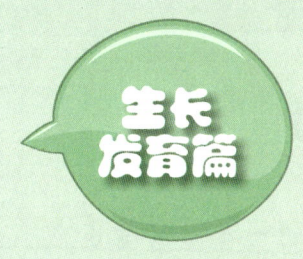

生长发育篇

孩子的身高和体重通常是评估其生长发育的关键指标。如果脾胃虚弱，气血不足，孩子身高、体重增长缓慢，难以达到正常的发育标准。前面已经介绍脾胃在食物消化吸收中的重要角色，脾虚时，食物中的精华不能得到充分的转化和吸收，造成气血不足，无法滋养骨骼、肌肉及各大器官，从而影响生长发育，尤其会导致身高增长缓慢；此外，脾虚还容易导致免疫力下降，孩子容易感冒，精神状态不佳，这也会影响其生长发育的过程。

通过调理脾胃，增强其运化功能，帮助孩子更好地吸收和利用营养，同时也可适当地进行中医药调养来促进骨骼的生长，有效促进孩子身高的正常增长。

宝宝身高增长慢怎么办

小乐今年6岁,比同龄孩子矮了一些,近一年身高增长6cm,小乐妈妈十分担心孩子的身高问题,决定去看医生。医生告诉小乐妈妈:"判断孩子的身高增长是否正常,观察他身高增长的速度很重要。通常,6岁左右的孩子每年应增长5~7cm。小乐今年增长了6cm,算正常范围内,但也要注意观察他的整体发育情况。"

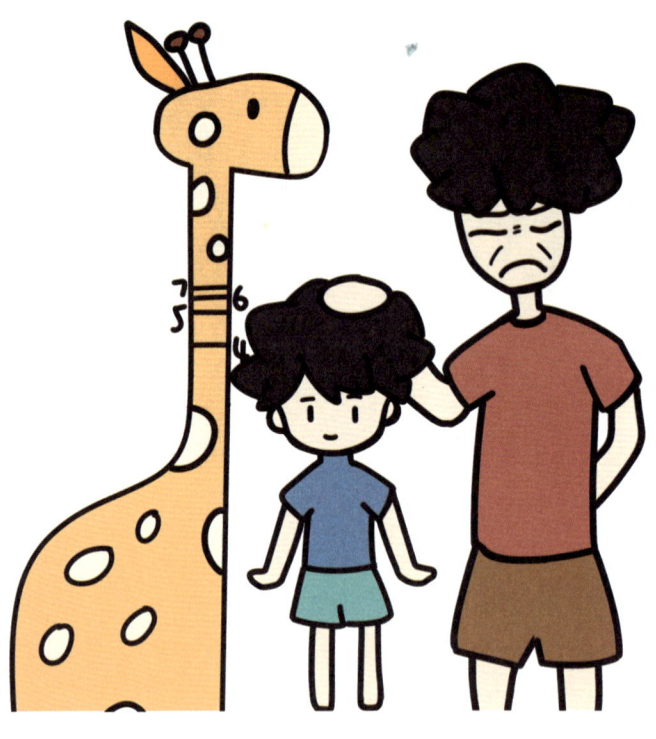

促进骨骼发育，激发身高潜力

如何判断宝宝身高增长慢

家长可以通过和同龄且同性别的宝宝比身高的方法来检查自己宝宝身高是否正常。如果宝宝比同龄人平均矮 5 cm 以上，或者宝宝长期坐在班级前两排，又或者发现裤子穿了两三年也不见短就应重视，及时带宝宝去正规的医院做相关检查。

人的身高没有一个绝对的标准，但是有一个相对的范围。医学上常用百分位法来判定宝宝是否属于矮小，认为相同人种、性别、年龄的人群的平均身高为第 50 百分位，如儿童的身高处于第 3 百分位，即相同人种、性别、年龄中最矮的 3% 区间，那么医学上称为矮小。

不同年龄段的宝宝有不同的生长速率，了解以下身高增长标准可以帮助判断宝宝是否存在生长问题。

① 一般足月出生时身长约 50 cm，小于 47 cm 则提示有宫内生长迟缓。

② 出生后第一年增长 25 cm。

③ 出生后第 2 年增长 10 cm。

④ 出生后第 3 年至青春期前生长速度为平均每年 5~7 cm。如 4~6 岁儿童每年 < 5.0 cm，6 岁至青春期前儿童每年 < 4.0 cm 则提示生长速度减慢。

⑤ 青春期女孩身高增长 25 cm 左右，男孩 28 cm 左右（女孩 10~11 岁开始，男孩 12~13 岁开始）。如青春期每年 < 6.0 cm，则提示生长速度减慢。

宝宝身高增长慢的原因

营养不足

1. 蛋白质摄入不足 骨骼生长需要足够的优质蛋白质，如鱼、鸡蛋、奶制品、瘦肉等。

2. 钙、维生素 D 缺乏 钙是骨骼的主要成分，而维生素 D 促进钙的吸收，

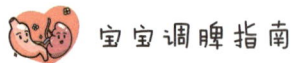

缺乏时可能导致骨骼发育迟缓。

3. **微量元素缺乏** 如微量元素锌参与细胞分裂和生长,缺乏可能影响身高增长。

睡眠不足

生长激素的分泌高峰主要在晚上深度睡眠期,如果宝宝长期熬夜或睡眠质量差,可能会影响生长激素的分泌,导致身高增长缓慢。

缺乏运动

适量的运动(如跳绳、篮球等)能刺激生长板软骨细胞的增殖,促进骨骼发育。长期缺乏运动可能导致骨骼生长动力不足,影响身高增长。

其他因素

1. **遗传因素** 宝宝的身高增长受到父母身高的影响。父母身高遗传度可达60%~80%。

2. **体质性生长延迟** 青春期发育晚于同龄人,但成年后身高正常(需排除病理性原因)。

3. **疾病因素** 某些疾病可能导致宝宝的身高增长缓慢,如生长激素缺乏症、甲状腺功能减退、性早熟、炎症性肠病、哮喘、肾病综合征、骨骼疾病等。

4. **环境因素** 生活环境、社会压力等也会对宝宝的身高增长产生影响。如铅暴露可使生长板软骨细胞凋亡率增加;家庭冲突环境中成长的儿童,成年身高较预期值低;长期的焦虑、抑郁、学习压力过大等因素可能影响下丘脑—垂体轴功能,从而影响生长激素的分泌,导致身高增长缓慢。

宝宝身高增长慢的危害

1. **成年后身材矮小** 身高发育迟缓可能导致成年后身材较矮,这会直接影响个人形象。

2. **自卑、焦虑、社交回避** 身高增长慢的宝宝可能会在成长过程中因为与同龄人之间的身高差距而感到自卑,进而产生焦虑或回避社交的心理反应,影响其自信心和情绪健康。

3. **学业或职业选择受限** 身高发育迟缓的宝宝可能会影响学业表现或社交圈的融入，也可能受到职业选择的限制。

促进宝宝身高增长的方法

营养干预

1. **优质蛋白质** 蛋白质是细胞生长和修复的基础，足够的优质蛋白质摄入有助于骨骼和肌肉的生长。

2. **有效补充维生素 D** 需要根据个体需求精准补充。

剂型推荐 首选胶囊剂型，采用骨胶包裹，与空气接触较少，氧化率低，能更好地保持活性成分的稳定性；次选咀嚼片，适合不喜欢油腥味或无法吞咽整粒胶囊的儿童，但因暴露于空气，氧化率略高于胶囊；最后选择水剂，其优点是服用方便，适合婴儿，但因易受空气和光照影响，氧化率高，临床效果稍逊。

基础用量推荐 每日 400~800 IU（10~20 μg），满足大多数儿童的需求；个体化补充建议（专家共识）特殊儿童（如早产儿、低体重儿、呼吸道感染频繁者）可选择推荐范围内的高剂量（800 IU）；如需更优方案，则建议宝宝定期体检，由医生根据检查结果个体化调整补充剂量和时长，以确保最佳效果。

服用小贴士 维生素 D 为脂溶性维生素，与食物（特别是富含脂肪的餐食）同服可提高吸收率；较大龄儿童建议在家长看护下直接吞服整粒，以减少药物损失。

储存小贴士 维生素 D 制剂应避光保存，避免高温潮湿环境，以保持其稳定性和有效性。

3. **避免高糖、高盐、含反式脂肪酸食物** 应尽量减少糖果、甜点、快餐、油炸食品等食物的摄入。过多的糖分摄入可能导致血糖波动，增加炎症反应，进而干扰生长激素的正常分泌；高盐摄入则可能影响钙的吸收和骨骼健康；反式脂肪酸则会影响体内激素平衡。

充足且高质量睡眠

生长激素分泌存在昼夜差异。生长激素夜间分泌量占全日 70%，在入睡进

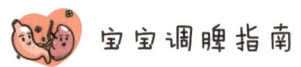

入深睡眠时可达日间分泌量的5倍。

生长激素分泌的首次高峰通常在宝宝入睡后的30分钟到1小时内开始出现,可持续1~2小时。这段时间通常是深度睡眠的初期,身体的修复和生长活动最为活跃,骨骼和软组织的增长也发生在这个时期。生长激素分泌的第二个高峰通常发生在凌晨4点~6点,此时宝宝通常还处于夜间的深睡阶段。

这两个高峰期是生长激素分泌的关键时刻,因此确保宝宝有充足且高质量的睡眠,尤其是深睡眠,能够更好地促进身高增长。

运动激发骨骼生长潜力

纵向应力刺激的运动(如跳绳、跳跃)能够有效刺激生长板的软骨细胞增殖,加速骨骼的生长。推荐每周进行5次运动,每次持续30~40分钟,可根据年龄及身体状态灵活调整运动时间,能更高效地增加生长激素的分泌,促进身高的增长。

把握就医时机

如果宝宝出现以下情况,建议及时就诊,进行进一步评估与干预。

1. **身高低于同年龄、同性别第3百分位** 如果宝宝的身高在同龄人中明显偏低,低于生长曲线的第3百分位,可能提示生长发育异常,需进一步排查潜在问题。

2. **年生长速度<4 cm(青春期前)或<6 cm(青春期)** 这些情况属于不正常的生长速率,可能存在生长激素分泌不足或其他内分泌问题。

3. **骨龄明显落后或提前** 骨龄滞后可能意味着宝宝的骨骼仍有生长潜力(但需明确原因),而骨龄提前则可能意味着宝宝的骨骺提前闭合,影响最终身高。

4. **合并其他症状** 如果宝宝除了身高增长缓慢外,还伴随有其他异常症状,或出现外伤或病后恢复不良等问题,也需要排查是否存在病理性原因。如伴随肥胖症状,特别是体重急剧增加者,可能与内分泌功能异常相关;如伴有性早熟(女孩在7.5岁前出现乳房发育,男孩在9岁前睾丸增大),可能是性激素提前分泌,需早期诊断和干预;如伴有智力发育迟缓,可能与生长激素缺乏或其他代谢性疾病相关。

上述问题均需要严格评估才能确诊并可进行激素替代治疗；慢性疾病需专科规范治疗。

董氏儿科有时策

中医认为儿童身高增长缓慢与脾、肾功能密切相关。

病因病机

脾为后天之本，气血生化之源，脾胃功能失调，导致气血生化不足，无法为骨骼和身体提供充足的营养，从而影响骨骼的正常发育，造成身高增长的停滞或迟缓。

肾为先天之本，肾精是骨骼生长的根本力量，肾精充盈与否直接决定了骨骼的健康发育和身高增长；此外，肾气不足时，骨骼的发育也会迟缓，身高增长明显受限。

调摄有法

传统导引术与纵向应力刺激运动的结合能够起到促进宝宝身高增长的双重作用，不仅可以有效促进骨骼的生长，还能改善气血流通，调节身体机能。

1. 传统导引术　八段锦、五禽戏　久坐、运动少是现代宝宝普遍面临的问题，导致气血流通不畅，进而影响身体健康与身高增长。通过这些缓慢、柔和的运动，不仅能够促进血液循环，还能调节宝宝的情绪，缓解压力，从而使身体保持在最佳的发育状态。

2. 纵向应力刺激的运动　如前所述，跳跃、跑步等运动是促进骨骼生长的有效手段，尤其对刺激生长板的活跃有积极作用。然而，过度运动可能带来损伤，影响身高发育。强度过大或姿势不当的运动可能导致骨骼和关节受伤。

因此，合理安排运动不仅能增强身高增长的效果，还能避免运动损伤，促进身体健康发育。

宝宝眼袋发青怎么办

妈妈带着小乐走进诊室,满脸焦急地对医生说:"医生,小乐最近眼袋发青,像个小熊猫,是不是因为没睡好?还是身体出了什么问题?"

医生微笑着安慰道:"宝宝眼圈发青的原因有很多,不一定就是生病了。它可能与睡眠质量、饮食习惯、活动量以及宝宝的体质特点有关。有些宝宝天生皮肤较薄,血管比较明显,眼部周围的颜色看起来就较深。此外,季节变化、疲劳或休息不足也可能影响宝宝的气色。"

"我们可以先详细了解一下小乐的具体情况,找出可能的原因,然后根据不同情况采取合适的措施,一起告别'小熊猫'!"

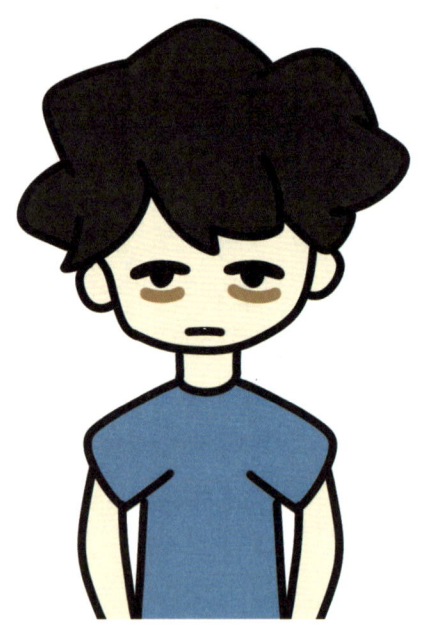

告别"小熊猫",还原健康气色

宝宝眼袋发青原因

眼袋发青在幼儿期即可出现,可能是由于幼儿的睡眠模式与成年人不同,其睡眠周期较短,而且眼球周围的皮肤组织相对成人更为疏松,更容易受到外界因素的影响而发生水肿和充血。

生理性原因

1. **遗传因素** 如果宝宝的亲属中有眼袋发青的情况,那么宝宝出现眼袋发青的概率会相对较高。这种现象可能与基因有关,也可能与家族性的生活习惯和饮食习惯相关。

2. **眼部皮肤薄** 宝宝的眼部皮肤较薄,皮下组织少,因此皮肤下的血管看起来较明显。随着年龄的增长,眼部皮肤的脂肪和肌肉会逐渐增多,眼袋发青的情况可能会有所改善。

3. **眼肌疲劳** 宝宝睡眠不足或用眼过度(如长时间盯着电子屏幕)都会导致眼部疲劳,眼部血液循环不畅,从而使得眼袋区域的血管更加明显,出现发青的现象。尤其是在晚上,眼睛最疲劳的时候,血液流动变慢,更容易积聚在眼周,形成青紫色的眼袋。

病理性原因

1. **过敏** 过敏性鼻炎发作时,患儿的眼部血管容易扩张,造成眼部皮肤下的血液积聚,使得眼袋部位出现青紫或深色的阴影;同时,过敏性鼻炎导致的鼻塞会使得宝宝呼吸不畅,鼻腔积压的压力可能使眼部血液循环更差。此外,当宝宝接触过敏原时(如花粉、尘螨等),过敏反应可使眼部周围组织肿胀,眼部皮肤可能会出现发痒等症状,宝宝可能会因此不自觉地抓挠眼部,这也可能导致眼袋发青。

2. **贫血** 贫血时,体内的红细胞数量减少,导致血液携带氧气的能力下降,血液颜色会变深,再加上贫血导致供血不足,可能会表现为眼部周围的皮肤发

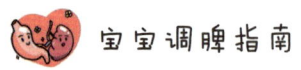

青或暗沉。

3. **眼部疾病** 眼部疾病也是导致宝宝眼袋发青的常见原因，如结膜炎、角膜炎等眼部疾病，可能导致眼部皮肤充血、水肿，从而导致眼袋发青。

4. **其他疾病** 如先天性心脏病、肾功能不全等疾病也可能导致眼部浮肿、眼袋发青。

宝宝眼袋发青的危害

长期出现眼袋发青的宝宝可能因外貌问题遭遇嘲笑或歧视，进而产生自卑和焦虑情绪。如果不及时处理，可能对宝宝的心理健康产生负面影响，甚至导致抑郁等情绪问题，影响其人格发展。

因为对自身外貌的不满，宝宝可能会表现得更加内向，避免与同龄人互动，甚至回避集体活动，导致社交问题，进一步影响社交技能和人际关系。

如何改善宝宝眼袋发青现象

保证充足的睡眠时间与质量

在儿童成长过程中，充足且高质量的睡眠是确保身心健康、提高学习效率的关键。为了保障儿童的睡眠质量，以下措施尤为重要。

1. **定时作息** 家长应帮助宝宝养成良好的睡眠习惯，避免晚睡和熬夜。规律作息不仅能调节生物钟，还能提高睡眠质量，促进生长发育。即便是周末或节假日，也应尽量保持规律的作息，避免打乱生物钟。

2. **舒适睡眠环境** 布置儿童卧室时，应减少噪声和光线对睡眠的干扰，使用柔软的床垫和舒适的枕头有助于提升睡眠舒适度。

3. **睡前放松** 避免让宝宝在睡前1小时内接触电子屏幕，应进行适度的放松活动（如听轻松的音乐）来促进睡眠。如果在睡前进行剧烈运动、观看刺激性的节目、听剧情有趣或紧张激烈的故事入睡，则可能影响睡眠质量。

均衡饮食与营养摄入

1. **多样化食物摄入** 儿童的饮食应包括各种新鲜蔬菜、水果、谷物和优质蛋白质等。

2. 增加维生素摄入 维生素 A、B、C 和 E 等具有抗氧化作用，能够有效保护眼睛免受自由基的伤害。例如，胡萝卜中的胡萝卜素能转化为维生素 A，维持眼睛健康，尤其有助于保护夜间视力和预防眼部干燥；菠菜富含叶黄素和维生素 C，它们能减少紫外线对眼睛的伤害，并促进眼部的抗氧化能力；鸡蛋中的卵磷脂有助于眼睛的正常发育，并保护视力的健康。

3. 控制糖分摄入 过多的糖分摄入可能导致血糖波动和炎症，增加"黑眼圈"的风险。为了满足宝宝的零食需求，家长可以选择低糖、高纤维的水果或蔬菜作为宝宝的健康零食。

改善过敏反应

1. 识别并避免接触过敏原 减少宝宝接触常见过敏原，如花粉、尘螨和宠物毛发。推荐使用空气净化器，定期热水清洗床上用品，避免宠物进入宝宝的卧室。严重尘螨过敏者可以考虑脱敏治疗。

2. 保持鼻腔通畅 过敏性鼻炎或鼻窦炎患儿可以定期使用生理盐水清洗鼻腔，缓解鼻塞，避免因鼻塞引起的血液循环不良。

3. 药物治疗 如抗组胺药物、鼻用喷雾等可以有效缓解过敏性鼻炎的症状，减轻眼部血管扩张，预防产生眼袋发青的现象。

眼部保护

宝宝在活动时，应特别注意保护眼睛，例如，户外活动时可佩戴护目镜，避免眼睛受伤或感染。

长期接触电子产品会导致眼部疲劳、干涩、近视等问题，进而引发眼袋发青现象。因此，家长应控制宝宝使用电子产品的时间，加强眼部锻炼和放松，鼓励宝宝参加户外活动、体育运动等，以减轻眼部负担和改善血液循环。

此外，定期进行眼部健康检查有助于早期发现并及时治疗眼部问题。建议儿童每年进行一次眼部检查，确保视力和眼部健康处于良好状态。

把握就医时机

虽然眼袋发青通常是由疲劳、睡眠不足或过敏等常见因素引起，但在某些情况下，它可能是提示身体其他问题的信号。如果宝宝的眼袋发青持续存在或伴随其他症状，家长应考虑带宝宝就医。以下是一些需要就医的情况。

1. **长期存在且无明显改善**　如果宝宝的眼袋发青持续超过1周，并且在得到充足睡眠和改善生活习惯后仍无明显改善，可能需要咨询医生进一步检查。

2. **伴随全身症状**　如果宝宝除眼袋发青外，还伴随如食欲缺乏、体重变化、面色苍白、虚弱无力等全身性症状，可能是提示贫血或其他健康问题，应及时就医进行检查。

3. **反复出现且不与疲劳相关**　如果眼袋发青反复出现，而且宝宝并未经历过度疲劳、缺乏睡眠或其他已知的诱因，则可能涉及过敏性反应、慢性鼻炎或其他免疫问题，应请专业医生评估。

4. **眼部不适或炎症**　如果眼袋发青伴随眼部疼痛、发红、肿胀、流泪或其他异常情况，可能是眼部感染或其他眼部问题，应尽早就医进行眼科检查。

5. **情绪或行为问题加剧**　如果宝宝因眼袋发青而出现明显的情绪变化，如焦虑、抑郁或自卑，可能需要心理辅导或情绪管理的帮助，医生可以提供相关建议。

董氏儿科有时策

病因病机

1. 脾胃虚弱　脾胃虚弱会影响身体的运化功能，导致水湿内停，从而表现为眼袋发青。营养的吸收不良会加重眼袋发青的症状。

2. 气滞血瘀　成人眼袋发青多与肝肾亏虚有关，而儿童则不然。儿童的情绪不稳定、长期受到压抑或精神过度紧张时，肝气容易郁结，气血流通不畅，往往表现为眼袋发青。

3. 肝气犯胃　肝气郁结时，进一步影响脾胃的正常功能。脾主运化，若其功能受损，则可能导致水湿内停，表现为眼袋发青。

调摄有法

1. 疏肝理气，重情志　儿童的肝气郁结通常与情绪不畅有关。

当情绪得不到释放时，容易肝郁气滞，导致气血不畅，进而可能引发眼袋发青。董氏儿科强调情绪管理，建议家长帮助宝宝保持愉快心情，减少焦虑和紧张情绪，促进气血流畅，改善健康。

2. 祛风抗敏，重免疫　董氏儿科提倡在季节交替时预防过敏，以帮助增强宝宝的体质，提升免疫功能，减少过敏反应，帮助宝宝更好地适应环境变化，增强抗病能力，改善健康状况。

宝宝咬指甲怎么办

客厅里,小乐坐在沙发上,双腿轻轻晃动,手中攥着一只毛绒玩具。然而,小乐的注意力并不在玩具上,而是盯着眼前的动画片,神情有些紧张,又无意识地抬起右手,将拇指放进嘴里轻轻咬着,指甲边缘已经有些不平整。妈妈看着小乐的动作,忍不住皱了皱眉,语气中带着些许关切:"小乐,这样咬指甲太不卫生了,赶紧把手拿出来。"小乐听后,迅速把手从嘴里拿出来,低下头似乎有些不好意思。但过了没多久,又不自觉地重复了这个咬指甲的动作。妈妈看着这一幕,心里有些无奈,要怎么做才能纠正小乐呢……妈妈这时突然想起有句老话说,宝宝咬指甲是"肚子里生了蛔虫",要真是这样可不得了了,第二天就带着小乐到医院检查。

医生听完小乐妈妈的话不禁笑了,为了避免妈妈过度担忧,还是给小乐做了检查,证明没有感染寄生虫。医生告诉妈妈,随着现代卫生条件的显著改善,尤其是在食品安全和个人卫生方面的重视,寄生虫感染的风险已经大大降低。那么宝宝咬指甲到底是怎么一回事呢?

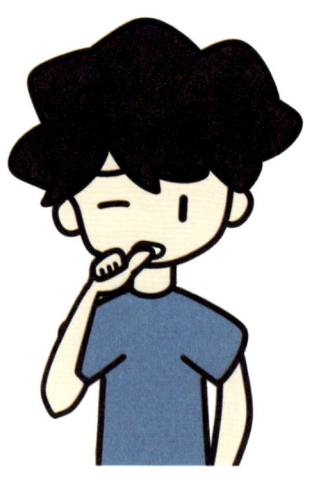

指尖的小战斗，通往内心的伸展运动

宝宝咬指甲原因

宝宝咬手指或指甲通常是无意识的行为，心理学上认为这是口唇期的一种延续，有时也反映其紧张、焦虑的情绪状态。在婴儿期，这种行为被视为正常且可接受的，宝宝一般是无选择性地咬某个指甲，被咬过的指甲常变得短而参差不齐；但随着年龄的增长，幼儿接触外界的机会增多，暴露于不卫生物品的风险也随之增加，有些幼儿还会咬随身的其他东西，如咬铅笔和手帕等。因此，家长应引导宝宝逐渐改掉咬指甲的习惯。

生理因素

1. **局部刺激** 指甲过长、倒刺、皮肤干燥等情况可能导致宝宝感到不适，进而通过啃咬指甲来缓解，产生一种自我安抚的效果。

2. **微量元素缺乏** 这种行为也可能与身体对某些营养素的需求有关。缺乏锌、铁等微量元素时，宝宝可能会出现咬指甲、咬衣物等。

心理因素

1. **模仿行为** 宝宝常常会模仿周围人的行为，尤其是看到同伴、家人或朋友咬指甲时，他们也可能开始模仿这种行为，认为这是正常或可接受的。

2. **焦虑与安全感缺失** 学业压力、家庭矛盾、社交问题等因素可能导致宝宝产生焦虑、孤独等情感困扰，咬指甲成为他们释放负面情绪的一种方式。这是一种无意识的情绪调节方式，通过咬指甲来减轻紧张和不安感，获得某种心理上的安慰，通常发生在与父母分离、看惊险的影视片以及幼儿受到父母的责骂或惩罚等时刻。

3. **无聊或习惯** 许多宝宝在感到无聊、等待或专注于某项任务（如看电视、做作业等）时，往往会不自觉地咬指甲。这个行为逐渐形成习惯，甚至在没有特定情绪问题时也会继续发生。

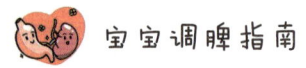 宝宝调脾指南

宝宝咬指甲的潜在危害

健康风险

1. **感染** 指甲缝是细菌滋生的温床，如大肠埃希菌、链球菌等常见细菌容易藏匿其中。宝宝咬指甲时，细菌可能通过口腔进入体内，引发口腔或胃肠道感染。长期的咬指甲行为，还可能导致甲沟炎等指甲周围的感染。

2. **手部畸形** 反复地咬指甲还可能导致指甲变形、甲床缩短，尤其在儿童的生长发育过程中，严重的情况下，指甲会出现永久性缺损，影响手部的外观和功能。

心理与社会影响

1. **自卑心理** 宝宝可能因为指甲的外观被他人嘲笑或取笑，产生自卑情绪，影响其自信心和自尊心的建立。这种负面情绪可能影响到宝宝的情感发展和人际关系。

2. **社交障碍** 习惯性咬指甲的行为可能被其他宝宝或成人视为不雅或不卫生，进而影响宝宝的社交互动。宝宝可能会因此感到尴尬或被排斥，甚至导致社交焦虑或孤立感。

科学解决方法

理解原因，避免责备

了解宝宝咬指甲的原因是解决问题的第一步。家长需要观察宝宝咬指甲的具体场景，例如是否在考试前、被批评后或遇到某些压力时发生。这样可以帮助判断是生理问题（如指甲过长、干裂等）还是心理因素（如焦虑、无聊等）导致的行为。

一般情况下，当幼儿出现咬手指或指甲时，家长们往往会训斥幼儿，甚至采取惩罚措施。然而，结果常常事与愿违，幼儿不但毫无悔改表现，反而愈演愈烈。严厉的责备会加重宝宝的焦虑和压力，反而可能强化宝宝的咬指甲行为。通过理解和耐心指导，宝宝会更容易摆脱这一习惯。

针对性干预措施

1. 生理问题处理

定期修剪指甲 保持指甲的适当长度，并定期修剪，避免指甲过长或产生倒刺，减少宝宝咬指甲的冲动。

保湿护理 使用润肤霜保持手部湿润，预防干裂，减少因干燥或不适引起的咬指甲行为。

微量元素补充 检查宝宝是否缺乏锌、铁等微量元素，必要时在医生的指导下补充相关营养。

2. 心理疏导与习惯替代

减压沟通 通过绘画、写日记等方式来帮助其表达情绪，减少内心焦虑。家长也可以通过与宝宝共同讨论焦虑源头，帮助其找到舒缓情绪的办法。

替代行为 提供一些能够分散注意力的减压工具，如捏捏乐、指尖陀螺。

"无害提醒" 用温和而非指责的方式提醒宝宝停止咬指甲，比如，轻拍宝宝的肩膀，或者通过约定的暗号提醒宝宝，这样可以减少宝宝的抵触情绪，同时避免给他们带来额外的心理负担。

3. 行为矫正技巧

正向激励 设定阶段性目标，如"今天一天不咬指甲"，如果宝宝成功达成目标，可以给予小奖励（如喜欢的小玩具或与家人一起的活动），激励宝宝继续改正。

可视化记录 和宝宝一起记录没有咬指甲的天数，帮助他们直观地看到自己的进步，增强宝宝的成就感和自信心。

苦味指甲油 使用儿童专用的无毒苦味指甲油，利用负面反馈的方式减少咬指甲的行为。咬指甲时尝到的苦味能够提醒宝宝停止这一习惯。

4. 环境与榜样作用

营造轻松家庭氛围 家长应该尽量创造一个舒适、轻松的家庭环境，减少压力和紧张情绪对宝宝的影响。避免对宝宝的咬指甲行为过度关注或过度反应。

家长榜样作用 家长自身应避免在宝宝面前咬指甲，或者表现出明显的焦虑情绪。通过自身的行为和情绪管理，为宝宝树立良好的榜样，帮助宝宝在日

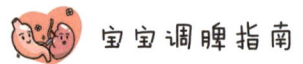 宝宝调脾指南

常生活中学会以更健康的方式应对压力和情绪波动。

家长须知

1. **耐心是关键** 纠正幼儿咬手指或指甲的坏习惯不是一朝一夕就能见效的,矫治需要较长的时间,故不仅要求幼儿增强信心,父母也要有耐心。

2. **关注整体心理健康** 咬指甲不仅是一个行为问题,也可能是宝宝内心压力、焦虑或其他情绪问题的"信号灯"。因此,家长应关注宝宝的整体心理健康,尤其是在其遇到学业、家庭或社交问题时,及时了解宝宝的情绪状况和压力来源。通过积极沟通和心理疏导,帮助宝宝管理情绪和压力,这可能比单纯针对咬指甲这一行为本身更为重要。

3. **逐步放手** 随着宝宝年龄的增长,家长应该逐渐放手,引导宝宝学会自我管理,而非依赖外部的强制措施。可以通过与宝宝共同设定目标,逐步培养他们自我监督和自我激励的能力。这不仅有助于改变咬指甲的习惯,也能帮助培养宝宝在其他方面自主性和责任感。

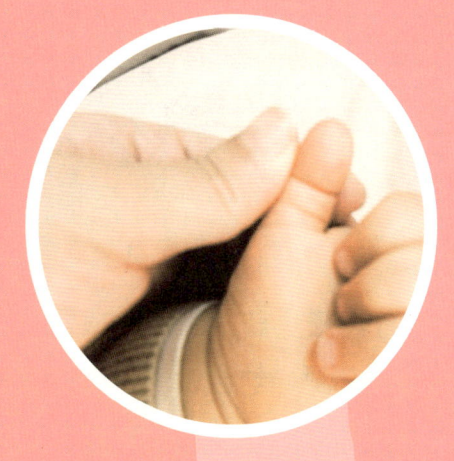

第三部分

小儿脾胃病调养有妙招

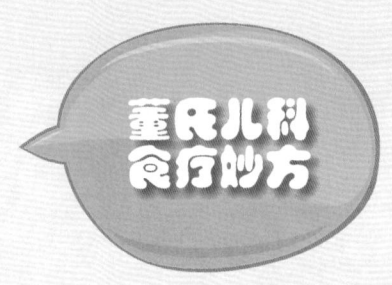

董氏儿科食疗妙方

　　食疗药膳是在中医理论指导下，根据防病、治病的需求，选用特定食物和药材相结合，通过精心烹制而成的美味食品。与普通菜肴不同，食疗药膳不仅具备日常营养功能，还具有特定的治疗保健作用，能够发挥调理和辅助治疗的效果。

　　中医认为，药物治疗通常在病邪较为严重时进行，目的是遏制病势，控制疾病的蔓延，一旦病邪减退，药物治疗应适时停止，转而使用食疗法。通过合理的食疗调养，可以恢复身体的正气，增强体质。因此，食疗不仅是为身体提供日常营养的手段，还是一种独特的治疗方法。

开胃消食食疗方

宜用食材及中药

健脾：山药、莲子（去心）、薏苡仁、芡实、茯苓、炒白扁豆、五指毛桃、猪肚、猴头菇、羊肚菌等。

理气：陈皮、佛手、豆蔻、砂仁等。

消食：山楂、鸡内金、炒麦芽、莱菔子、乌梅、白萝卜等。

山药薏米莲子粥

主要功效

本品能益气健脾，具有促进食欲、帮助消化的作用。

适应人群

本品适用于脾胃虚弱、消化不良的儿童，主要表现为食欲减退、食量少、腹胀或腹泻等，也适合脾虚儿童的日常调理，尤其是在换季或过度疲劳时，以促进消化，提升免疫力。

食材及药材选择

山药 30g 或药用干燥山药片 20g，薏苡仁 30g，莲子（去心）20g，去核红枣 5 颗，大米适量。

制作步骤

莲子、薏苡仁洗净，提前放入砂锅中浸泡 2 小时；山药去皮，红枣洗净，切块；大米淘洗后，同入砂锅中。加入适量清水，大火煮沸后转小火，慢炖约 1 小时，至材料熟烂、米粥黏稠为止。

注意事项

脾胃寒凉者应避免使用薏苡仁，或可选择使用炒薏苡仁。

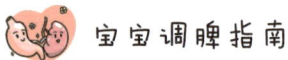
宝宝调脾指南

对山药或莲子过敏的儿童需慎用，如出现过敏症状应立即停止使用并咨询医生。

药膳温和，适合日常养护，但如使用过量可能会引起胃肠不适，建议控制在 1~2 次/周。

山药猪肚汤

主要功效

本品能健脾化湿，养胃补虚，具有健脾胃、补虚损、化湿浊、增强免疫力的作用。

适宜人群

本品适用于脾虚、胃寒、湿重、营养不良的儿童日常养护，有助于缓解脾胃虚弱导致的食欲减退、面色萎黄、手脚发凉、消化不良、腹胀、体格消瘦、大便黏腻等问题。

食材及药材选择

猪肚 100g，鲜山药 200g，炒白扁豆 30g，五指毛桃 5g，生姜 3 片，枸杞少量。

制作步骤

炒白扁豆、五指毛桃、生姜提前洗净；山药洗净，去皮，切段，放于清水中，防止颜色变黑；猪肚用盐水浸泡 20 分钟，用面粉正反面搓洗干净，用醋浸泡 5 分钟去除异味，去掉内层黄膜，横向切成大小均匀的小细条；锅中加入切好的猪肚、生姜 3 片（去腥），加入清水没过猪肚，大火煮开，陆续撇去浮沫，捞出猪肚，沥干水分；将焯水后的猪肚、山药段、炒白扁豆和五指毛桃一同放入砂锅中同煮，先用大火烧开，转小火熬煮 1~2 小时，熬至汤汁呈奶白色、气味清香时关火；出锅时可加适量枸杞，并加少量盐调至喜欢的口味，建议以清淡、少油腻为主，保持猪肚及食材的鲜美。

注意事项

本药膳较为温补且易于助热，胃火偏盛、食积内热者不宜食用；发热、咳嗽等呼吸道感染者不宜食用，以免加重病情。儿童日常调护时建议控制在 2~4 次/月。

部分对山药过敏者，可将山药替换为羊肚菌、猴头菇等儿童喜欢的食材。

以炒白扁豆为宜，若以生品替代，切记要烹煮 1~2 小时。

五指毛桃具有一定的活血作用，有活动性出血的儿童禁用。

焦米消食茶/粥

主要功效

本品能健脾燥湿，消食化积，具有健脾胃、助运化的作用。

适应人群

本品适用于脾虚湿困的宝宝，常见症状有嗳气、腹胀、腹泻、舌苔白厚腻、大便偏软、平素怕冷、肚子凉等。

食材及药材选择

大米 500g，生麦芽 50g，陈皮 50g。

制作步骤

大米淘洗干净，捞出沥干水分，生麦芽、陈皮洗净；锅内无水时放入大米、生麦芽、陈皮，小火不停翻炒，炒至焦黄，关火继续翻炒，避免锅底余温将米炒糊，倒出晾凉后，放干净密闭容器内备用。

食用时，可取出适量焦米泡水，代茶频频饮服。根据喜好放或不放麦芽、陈皮；也可将焦米放入锅中，加水用旺火煮沸，再改用小火熬煮 1 小时，至粥软烂，即可食用。

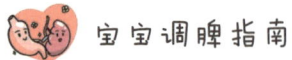 宝宝调脾指南

若宝宝有口臭,积食较重,可在炒制时另加生山楂50 g,增加消食的功效。

注意事项

焦米较为温、燥,故而积食有热、舌苔黄腻、舌红无苔或剥苔等典型实热证或阴虚内热证不适用。

山楂萝卜冬瓜瘦肉汤

主要功效

本品能理气开胃,消食导滞,具有助消化、促排便的作用。

适应人群

本品适合因消化不良、积食而食欲减退的儿童,也可用于平素喜食肉食、口臭、大便臭秽、形体肥胖儿童的日常养护。

食材及药材选择

山楂10 g,白萝卜100 g,冬瓜100 g,瘦肉200 g。

制作步骤

山楂洗净,白萝卜切块,冬瓜去皮、瓤切块,瘦肉切小块;瘦肉块焯水去腥,捞出沥干水分;将山楂、白萝卜和焯过的瘦肉一起放入锅中,加入足够的水,大火煮开后转小火,炖煮30分钟,加入冬瓜,继续炖20分钟至汤浓。出锅时,可根据个人口味,加入适量盐、枸杞、小葱花调味。

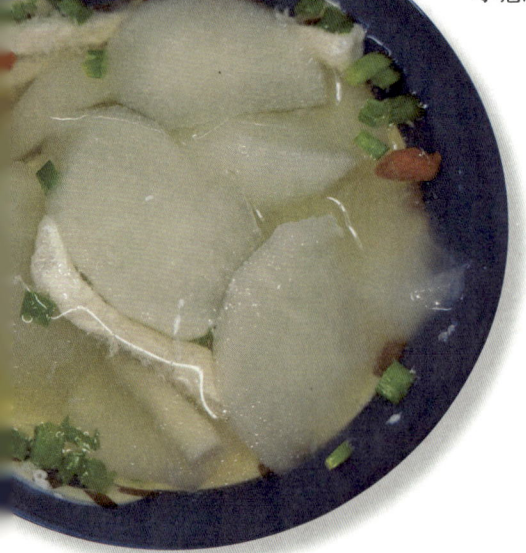

注意事项

胃酸过多,泛吐酸水的儿童不宜用山楂。

冬瓜性寒,脾胃气虚、腹泻、胃寒疼痛者不可过食,大病初愈或手术后等体质虚弱的人忌食冬瓜,与醋同食会破坏冬瓜中诸多营养元素。

砂仁排骨汤

主要功效
本品能温胃散寒，行气和胃，具有散寒、镇痛、促进消化的作用。

适应人群
本品适合脾胃虚寒的儿童，症状有食积腹痛、胃脘胀痛、食欲减退等，可改善食欲减退、恶心呕吐、脾虚久泄、腹胀等症。

食材及药材选择
砂仁5g，佛手5g，陈皮5g，生姜3片，猪小排100g。

制作步骤
砂仁轻轻敲破外壳，陈皮洗净切丝；小排骨先用淡盐水泡洗3分钟，清水洗干净，去除血水，切块，焯水去腥，捞出备用；将砂仁、陈皮、生姜片和排骨一起放入砂锅中，加适量清水大火煮开后转小火，炖煮40分钟至汤香浓，撒适量盐、小葱花等调味即可。

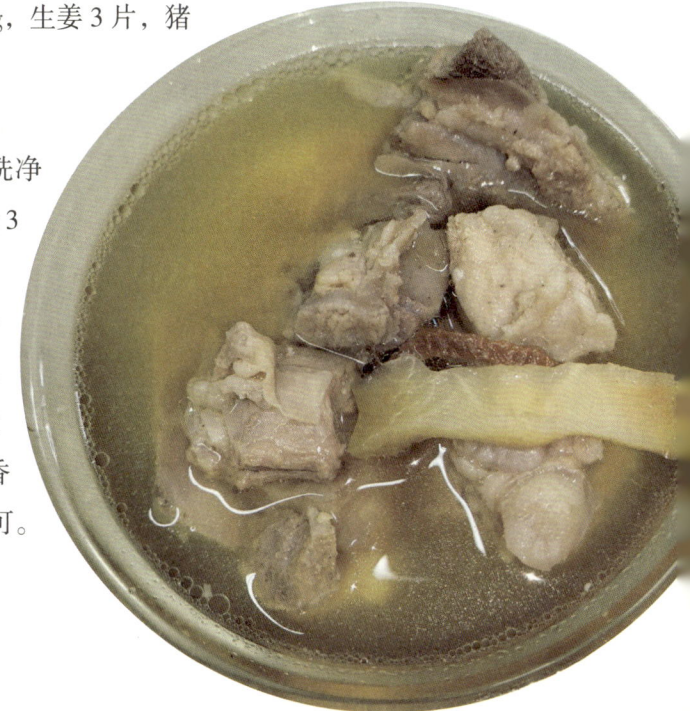

清热化痰食疗方

宜用食材及中药

果蔬类：雪梨、荸荠、青皮甘蔗、金柑（金橘）、柚子、广柑、猕猴桃、百香果、雪莲果、人参果、火龙果；白萝卜、冬瓜、莲藕、百合、丝瓜、苦瓜、菠菜、紫甘蓝、银耳。

肉类：排骨、瘦肉、鸭肉。

中药类：川贝母、杏仁、白茅根、芦根、桔梗、鱼腥草、金荞麦、罗汉果、枇杷叶、桑白皮、地骨皮、桑叶、瓜蒌、白果、紫苏子、莱菔子、陈皮。

荸荠生梨饮

主要功效

本品具有清热润燥、化痰止咳、滋阴润燥的作用。

适应人群

本品能适用于肺胃热盛、痰涎内阻的儿童，主要表现为发热、咳嗽、咳痰、消化不良、口臭、大便干结等症，也可作为秋燥之际的养生佳品。

食材及药材选择

荸荠（马蹄）5个，雪梨或白梨1个，冰糖适量。

制作步骤

将荸荠洗净去皮，梨洗净去皮、去核，切成块状；将荸荠和梨块一同放入锅中，加入适量清水，大火煮沸后，转小火继续炖煮20~30分钟；在汤煮好前5分钟加入适量冰糖，待冰糖融化后再煮片刻即可关火。

注意事项

脾胃虚寒、容易腹泻的人群不宜多吃本品。

银贝雪梨饮

主要功效

本品具有清热化痰、润肺止咳的作用。

适应人群

本品适用于肺热咳嗽、阴虚干咳的儿童，主要症见发热、咳嗽、有痰难咳、干咳无痰、口鼻干燥等。

食材及药材选择

水发银耳50g，川贝母5g，雪梨1个，冰糖适量。

制作步骤

川贝母洗净；水发银耳洗净，掰成小块；雪梨洗净去皮去核，切成小块；将银耳、川贝母、雪梨放入小碗内，隔水炖或上笼屉蒸，大火烧开后转小火，50分钟后加入适量冰糖，至冰糖融化即可关火，温度合宜时饮用。

注意事项

川贝母性寒，内有寒痰、湿痰的儿童不宜使用，脾胃虚寒的人慎用。

甘蔗茅芦饮

主要功效

本品具有清热化痰、生津止咳的作用。

适应人群

本品适用于外感发热、肺热伤津的儿童,症见发热、咳嗽、咳黄痰、口干、口臭、尿赤、便秘等。

食材及药材选择

甘蔗500g,白茅根10g,芦根10g。

制作步骤

已去皮的甘蔗洗净,切成小段;白茅根、芦根洗净,切小段;将三者一同入养生壶/陶瓷锅中煎煮30分钟,即可饮汤、吃甘蔗。

注意事项

风寒感冒者、脾胃虚寒者、大便稀者不宜食用。

本品较清甜,饮用后应及时漱口,免得糖分在口腔滞留,引起口腔问题。

如泡水喝后出现皮疹、水疱、皮肤瘙痒等过敏反应宜立即停用并就近就诊。

柚肉排骨汤

主要功效

本品具有化痰止咳、健脾消食的作用。

适应人群

本品适用于脾虚食滞、痰浊内生、壅聚于肺的儿童,症见咳嗽痰多、食少纳呆、脘闷呕恶、大便时溏、舌苔厚腻等,能健脾理气、化痰止咳。

食材及药材选择

柚子1个,猪小排500g,陈皮丝6g,姜片、葱白、食盐等适量。

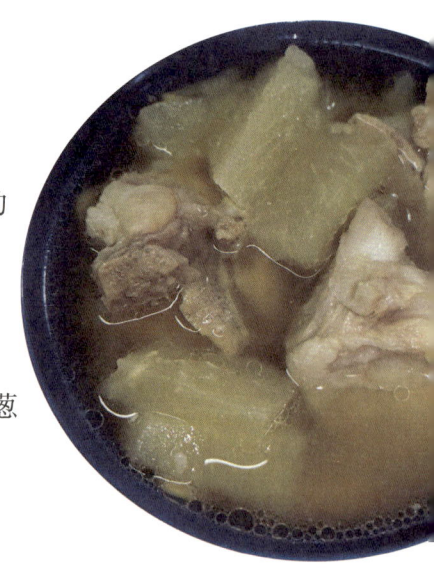

制作步骤

柚子剥皮,去筋皮,除核,取肉 500 g,陈皮丝洗净;小排骨先用淡盐水泡洗 3 分钟,清水洗干净,去除血水,切块,焯水去腥,捞出备用;将柚肉、小排骨、陈皮丝一同放入炖盅内,加入姜片、葱白,加开水适量,炖盅加盖,置于加水的大锅中,用文火炖 45 分钟,捞出陈皮,加盐等调至喜欢的口味即可。

注意事项

柚子性凉,可助湿,有滑肠利下的作用,食用后可能出现大便偏软。
脾胃寒凉者、风寒咳嗽者慎用。

泻肺粥

主要功效

本品能清肺热,具有止喘咳、止盗汗的作用。

适应人群

本品适用于肺热咳嗽、痰涎壅盛、低热盗汗的儿童,症见咳嗽、咳黄脓痰、低热、盗汗、口唇干燥等。

食材及药材选择

桑白皮 5 g,地骨皮 5 g,炙甘草 5 g,大米 50 g。

制作步骤

桑白皮、地骨皮、炙甘草洗净,一同放入砂锅内,加水适量,煎汤取汁,去渣;大米淘洗后,放入陶瓷锅内,加少量清水,煮沸;加入上述药汤,继续加热,熬煮成稀薄粥即可,可加适量冰糖调味。

注意事项

风寒咳嗽、肺虚咳喘者慎用。
如症情加重,宜及时就诊。

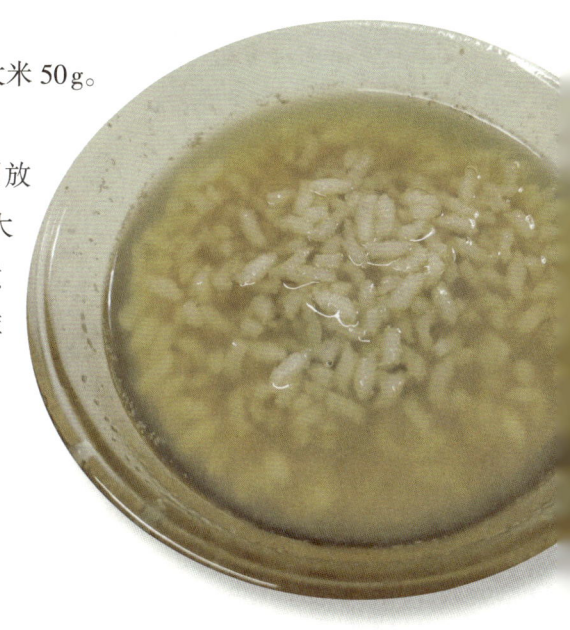

宝宝调脾指南

润肠通便食疗方

宜用食材及中药

食材类：西芹、冬瓜、菠菜、西兰花、银耳；白萝卜、胡萝卜、山药、莲藕、南瓜、红薯、燕麦、糙米、黑豆、绿豆；核桃、芝麻、亚麻籽、蜂蜜。
水果类：香蕉、苹果、梨、火龙果。
中药类：山楂、炒麦芽、莱菔子、桑葚、决明子、火麻仁、郁李仁、杏仁。

萝卜苹果饮

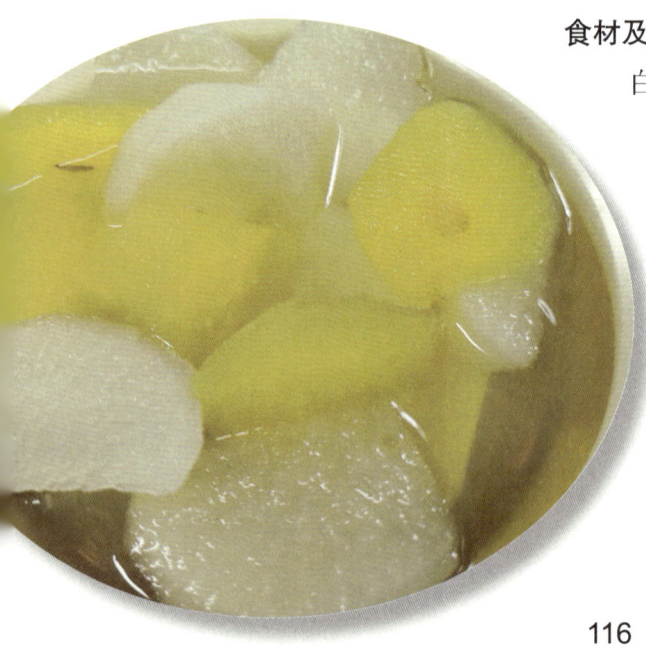

主要功效

本品具有消食化积、导滞通便、增强食欲的作用。

适应人群

本品适用于儿童出现大便干结、腹胀或痛，平素胃口一般，有口臭，或呼吸道感染后期津液损伤导致便秘的调理。

食材及药材选择

白萝卜50g，苹果50g，去核红枣2颗。

制作步骤

将白萝卜、苹果洗净，无需去皮，切片，红枣切丝；食材放入锅中，加适量清水，大火煮沸时加入红枣，转小火煮至软烂即可。

注意事项

无明显不适禁忌。

荸荠莲藕豆浆饮

主要功效

本品具有清热生津、润肠通便的作用。

适应人群

本品适用于肠燥便秘的儿童，亦可用于肺热咳嗽、胃热口渴、便中带血、体虚有热等。

食材及药材选择

荸荠5个，莲藕50g，黄豆20g。

制作步骤

黄豆清洗干净，浸泡2小时；荸荠、莲藕洗净，切成小块，与黄豆一同放入料理机中，按豆浆模式，机器停止即可，可根据口味加适量冰糖饮用。

注意事项

脾胃虚寒的人群慎用。

桑椹芝麻燕麦糊

主要功效

本品具有润肠通便、补肝肾、健脾胃的作用。

适应人群

本品适用于肠燥便秘、脾胃虚弱的儿童，症见身体瘦小、食少纳呆、排便费力、大便干而少、舌质红等。

食材及药材选择

桑椹100g，黑芝麻100g，火麻仁30g，燕麦适量。

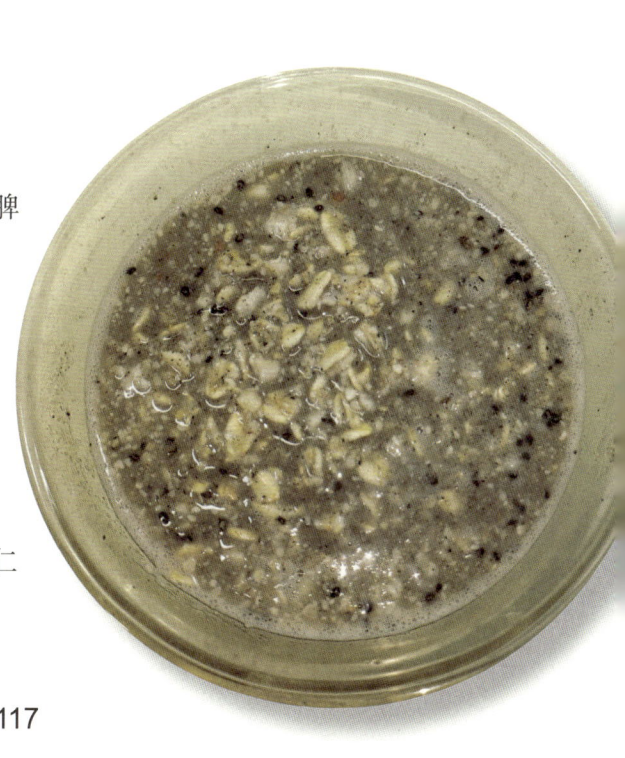

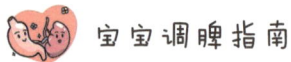 宝宝调脾指南

制作步骤

桑椹、黑芝麻洗净,分别放入锅中,用文火炒香,一起磨成粉备用;火麻仁炒香,磨成细粉,另外保存。

早晚餐时,取20g桑椹黑芝麻粉、3g火麻仁粉和适量燕麦一起放入杯中,加沸水焖泡,泡软即可食用,可根据口味酌加冰糖调味。

注意事项

脾胃寒凉所致的便秘慎用。

芹菜炒山药

主要功效

本品具有清肠通便、健脾消脂的作用。

适应人群

本品适用于胃纳欠佳、大便干结以及肥胖儿童。

食材及药材选择

芹菜100g,山药100g,木耳10g,大蒜适量。

制作步骤

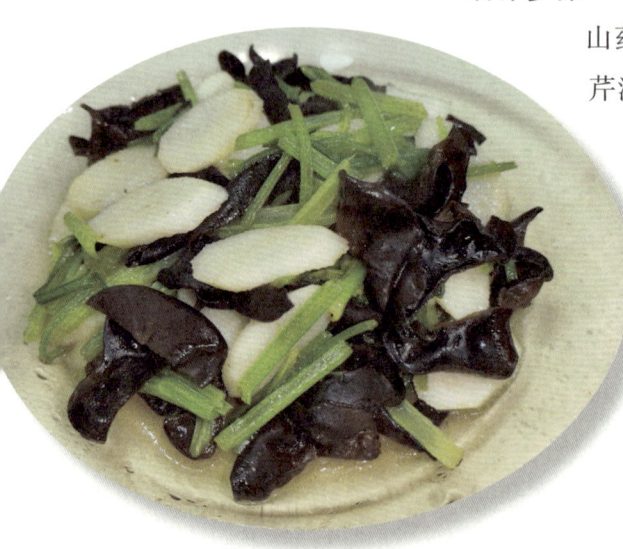

山药洗净,去皮切片,放于清水中;西芹洗净切片;干木耳用清水泡发,撕成小朵;大蒜切末;炒锅中加油烧热,放入蒜末爆香,依次加入木耳、芹菜、山药快速翻炒均匀,加盐及其他调味,加水淀粉勾薄芡即可出锅。

注意事项

大便溏薄者不宜食用。

竹荪玉菇冬瓜瘦肉汤

主要功效

本品具有清肠通便、补虚、增强免疫力的作用。

适应人群

本品适用于体虚,平素易于感冒的儿童,症见大便干结、口臭等。

食材及药材选择

竹荪5颗,白玉菇50g,冬瓜50g,瘦肉30g。

制作步骤

冬瓜洗净去皮,切成短条,竹荪、白玉菇洗净备用;瘦肉用淀粉抓匀,洗净,切小条,裹上淀粉;将冬瓜、白玉菇、竹荪加入炖锅,冬瓜煮至半透明时加入瘦肉条,煮开后撒葱花,调味即可。

注意事项

对真菌类食物过敏者慎用。

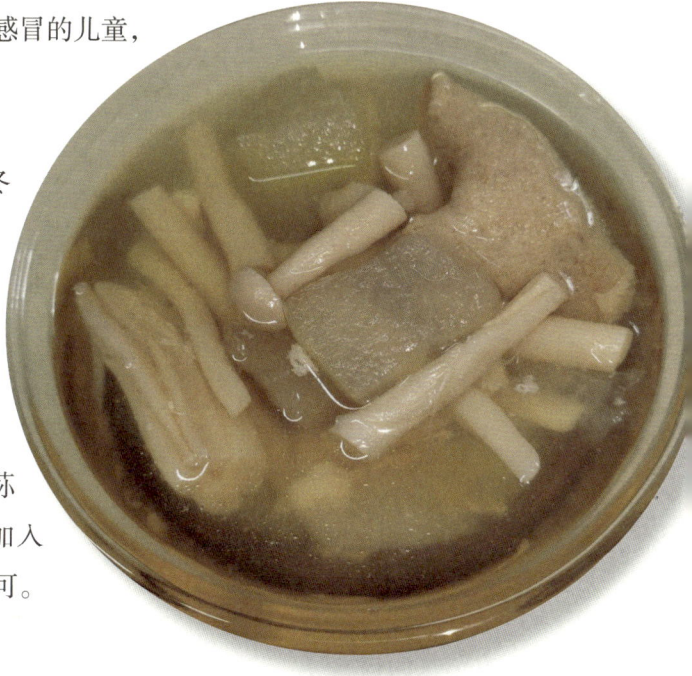

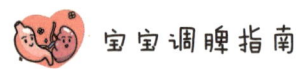 宝宝调脾指南

健脾止泻食疗方

宜用食材及中药

食材类：板栗、南瓜、土豆、红薯、红枣；鸡肉、鸭肉、猪肚、牛肉；香菇、猴头菇。

水果类：杨梅、苹果（带皮）、石榴。

中药类：山药、芡实、薏苡仁、炒白扁豆、莲子、茯苓、党参、炒白术、乌梅、石榴皮。

杨梅苹果饮

主要功效

本品具有温胃散寒、涩肠止泻的作用。

适应人群

本品适用于饮食不洁、嗜食生冷导致的腹痛、腹泻，也可作为暑天养生佳品。

食材及药材选择

杨梅100g，苹果1个（约150g），冰糖适量。

制作步骤

将杨梅放入果盆中，加少量盐、淀粉浸泡半小时，洗净捞出；苹果用盐搓洗后，用清水洗净，带皮切块；将杨梅、苹果、冰糖放入养生壶中，煮15分钟即可饮用。

注意事项

杨梅属温热水果，过多食用会有上火反应，尤其是血热火旺体质。

杨梅味酸，对胃黏膜有一定刺激性，溃疡病和胃酸过多的患者要慎食。

饮用后要及时漱口，以降低酸味对牙齿的伤害。

石榴红糖水

主要功效

本品具有健脾暖胃、散寒镇痛、涩肠止泻的作用。

适应人群

本品适用于脾胃虚寒、腹泻的儿童,症见腹部寒凉、腹泻、腹痛、四肢冰凉、食欲缺乏。

食材及药材选择

新鲜石榴 1 个,生姜 3~5 片,红糖 1 块。

制作步骤

石榴用盐搓洗表皮,洗净后剥出果粒,取 100g 备用,新鲜石榴皮取 10g 备用,余皮可晒干收纳;生姜洗净;将所有材料放入养生壶,加清水 1L,煮半小时即可饮用。

注意事项

石榴皮、生姜及红糖较为温热,故热证如胃热便秘、风热感冒者不可用。

乌梅粥

主要功效

本品具有健脾止泻、敛肺止咳、生津止渴的作用。

适应人群

本品适用于脾虚肠陷、气虚不固症儿童,症状常见泻痢不止、倦怠食少,或久咳不止,咳甚则气喘汗出,以及消渴或暑热汗出、口渴多饮等。

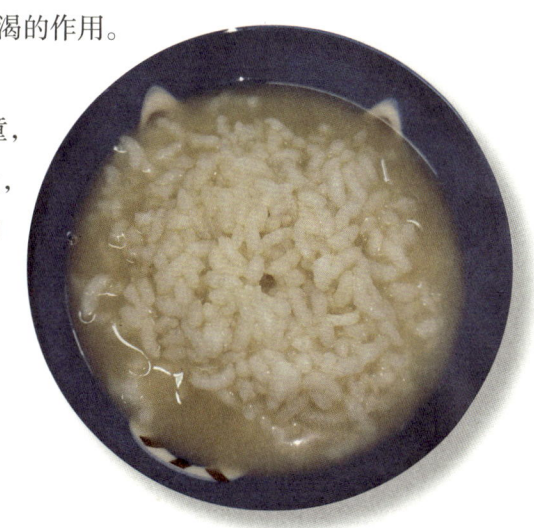

食材及药材选择

乌梅 5 颗,麦芽糖 10~20g,粳米 60g。

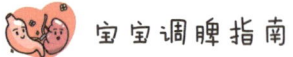 宝宝调脾指南

制作步骤

先将乌梅洗净,拍破,入锅煎取浓汁,去渣留汁,入砂锅中;锅中加入洗净的粳米煮粥,粥熟后加麦芽糖,稍煮至糖融化即可,空腹温服,早、晚各1次。

注意事项

凡外感咳嗽、泻痢初起及内有实邪者不宜食用。

扁豆四神粥

主要功效

本品具有益气健脾、止泻的作用。

适应人群

本品适用于素常脾胃虚弱致久泻久痢的人群,也可用于脾虚湿盛儿童的日常调理。症见面黄肌瘦、身材瘦小、乏力倦怠、食量小、腹泻、腹部隐痛。

食材及药材选择

炒白扁豆30g,山药30g,茯苓15g,莲子(去心)15g,芡实15g,大米适量,冰糖适量。

制作步骤

炒白扁豆、莲子、芡实提前浸泡2小时,使其软化,更易煮烂,释放营养成分;所需材料清洗干净后,一同放入砂锅中,加入适量清水,大火煮沸后转小火,慢炖1小时,至材料熟烂,米粥黏稠,加适量黄冰糖调味。

注意事项

内有实热人群不宜食用。

服用本药膳时,饮食宜清淡,忌辛辣食物。

用于脾虚儿童的日常调理时,可将白扁豆改为太子参10g。

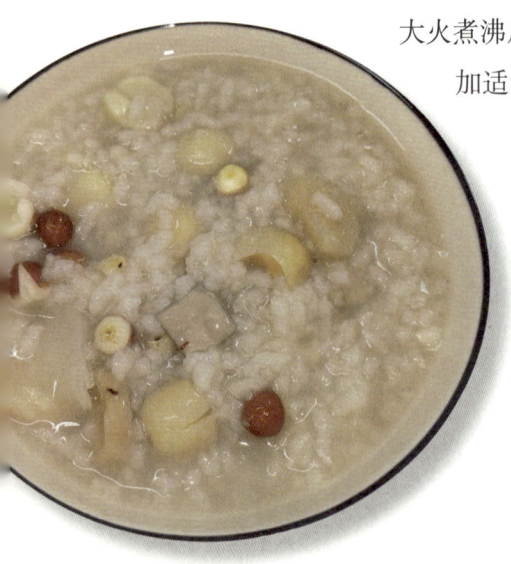

安神助长食疗方

宜用食材及中药

食材类：番茄、洋葱、莴苣、菠菜、蛋黄、燕麦、玉米、黄豆及豆制品、南瓜、紫菜、银耳；开心果、松仁、腰果、板栗、黑芝麻、黑豆、核桃。

水果类：猕猴桃、樱桃、柑橘、甜橙等。

中药类：百合、莲子（带心）、芡实、龙眼肉、柏子仁、灯芯草、枸杞、酸枣仁、太子参、夜交藤、熟地黄、山药、杏仁、红枣等。

豆麦益智饮

主要功效

本品具有养心安神、收敛止汗、除烦的作用。

适应人群

本品适用于心烦失眠、易发怒、躁扰不宁、出汗、神疲乏力、健忘，部分儿童可见身材矮小、舌尖红等症。

食材及药材选择

黑豆 30g，浮小麦 10g，淮小麦 10g，莲子 30g，黑果枸杞 10g，炒酸枣仁 5g。

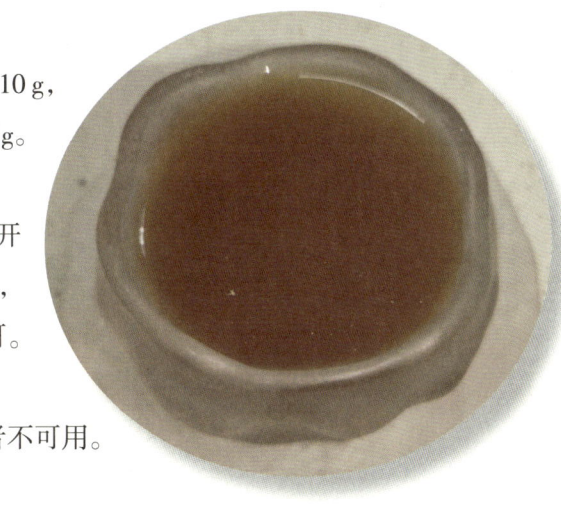

制作步骤

以上材料洗净，酸枣仁轻轻敲开口，一同放入养生壶中，加清水 1L，煎煮 1 小时，去渣，代水频频饮用即可。

注意事项

感冒发热、咳嗽有痰、内有实邪者不可用。

宝宝调脾指南

柏仁芡实粥

主要功效

本品具有补脾益肾止遗、养心安神助眠的作用。

适应人群

本品适用于心肾失养、遗尿的儿童,症见夜卧不宁、睡眠轻浅、遗尿等。

食材及药材选择

柏子仁10g,芡实20g,糯米30g。

制作步骤

芡实提前浸泡2小时;柏子仁洗净,轻敲破壳,滤干水分;糯米洗净,与柏子仁、芡实一起倒入砂锅内,加冷水1L左右,水开后转小火,熬煮成粥即可,每天2次服用。

注意事项

若遗尿频繁,可辨证加茯苓、莲子、金樱子等药材,并及时就诊。

健脾养心粥

主要功效

本品具有益气健脾,养心安神的作用。

适应人群

本品适用于心脾两虚、夜睡不宁小儿,表现为不思饮食、寐中多梦易醒、身体瘦弱、神疲乏力、不爱运动、面色萎黄、舌质嫩等。

食材及药材选择

龙眼肉30g,去核红枣、山药、薏苡仁、芡实、百合、莲子、炒白扁豆各15g,粳米50g,冰糖适量。

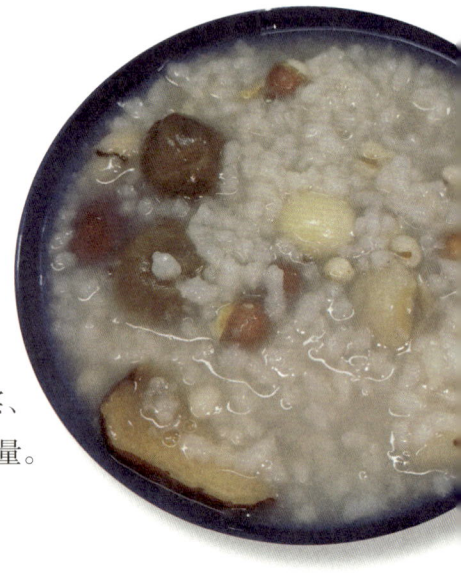

制作步骤

以上材料洗净,同置砂锅内,加水适量煲煮 1 小时至软烂即可,可加适量冰糖调味。

注意事项

本药膳性味平和,可日常食用。

莲子百合鲍鱼汤

主要功效

本品具有滋阴潜阳、安神定惊、清心泻火、益气健脾的作用。

适应人群

本品适合夜卧不宁、躁动不安的儿童,症见寐中易醒、失眠、多梦、心烦意乱等。

食材及药材选择

莲子(含心)30 g,百合 30 g,猪瘦肉 100 g,鲜鲍鱼(连壳)6头,生姜 3 片。

制作步骤

将莲子、百合洗净浸泡 2 小时;鲜鲍鱼洗净,用热水煮片刻至肉壳分离,捞出备用;将莲子、百合、猪瘦肉、生姜、鲍鱼壳一起加水 2.5 L,以大火煲滚约 15 分钟后,转慢火煲 1.5 小时,加入鲍鱼肉再煲半小时,加入适量盐调味后可食用。

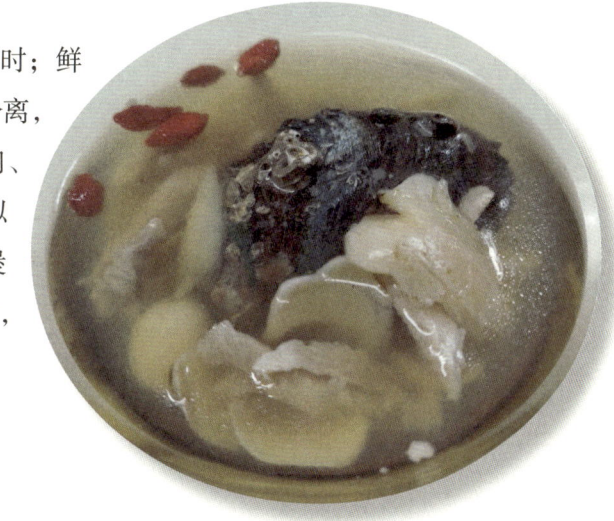

注意事项

脾虚胃寒、腹泻者慎用。

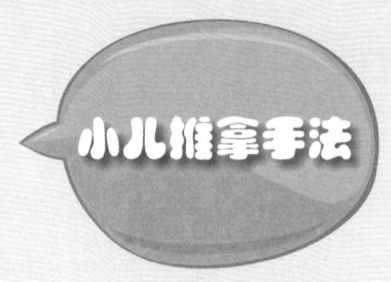

小儿推拿手法

便秘、腹泻、厌食、反复呼吸道感染等常见小儿健康问题往往与脾胃功能的失调密切相关。本章将介绍简单、柔和的推拿手法，可通过刺激身体的经络、穴位，以达到调节脾胃、促进气血流通、放松身体、舒缓症状的效果。

家长能够在放松舒适的环境中帮助儿童缓解一些常见的健康问题，促进儿童的身心发展。不过，家长应根据儿童的实际情况，确保操作得当。如遇症状较重或长时间未改善的情况，及时就医依然是必要的选择。

推拿治疗便秘：让宝宝轻松排便

治法　通便导滞

介质　宝宝润肤露

选穴与操作

1. 清补脾经　家长用拇指指纹面着力，在宝宝拇指指纹面，自指尖向指节方向直推，然后做顺时针方向的旋转推摩，共约10分钟（图1）。

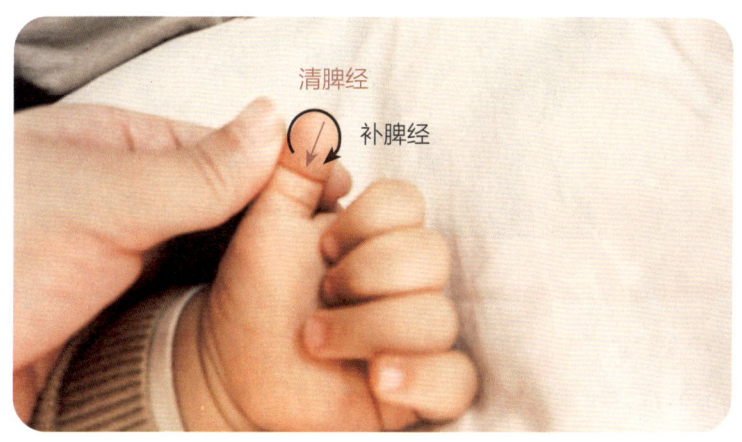

图1　清补脾经

2. 清大肠经　家长用拇指或者食指沿着宝宝食指的桡侧面（靠近拇指的那一面），从指根向指尖做单方向的直线推动，约10分钟（图2）。

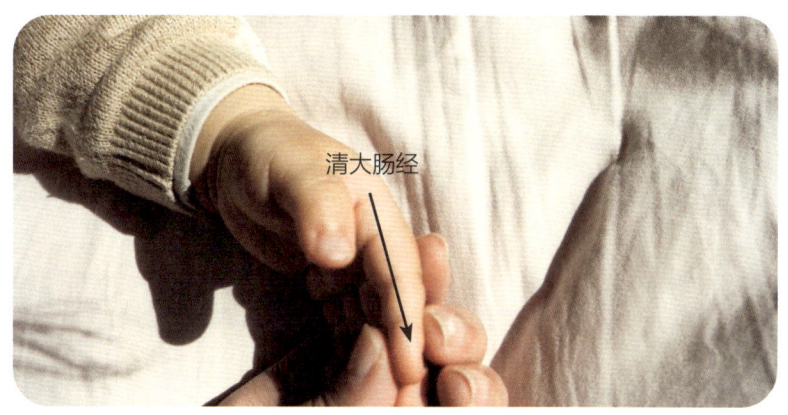

图2　清大肠经

3. **摩腹** 以肚脐为中心，家长用手掌掌面在宝宝腹部做顺时针方向轻柔按摩，约5分钟。

4. **揉脐** 家长用掌根或中指端着力，在宝宝的脐部做揉法，约5分钟。

5. **如果宝宝伴有腹胀，可加推四横纹** 家长用拇指指纹面着力，自宝宝食指中节横纹处推向小指中节横纹，约5分钟（图3）。

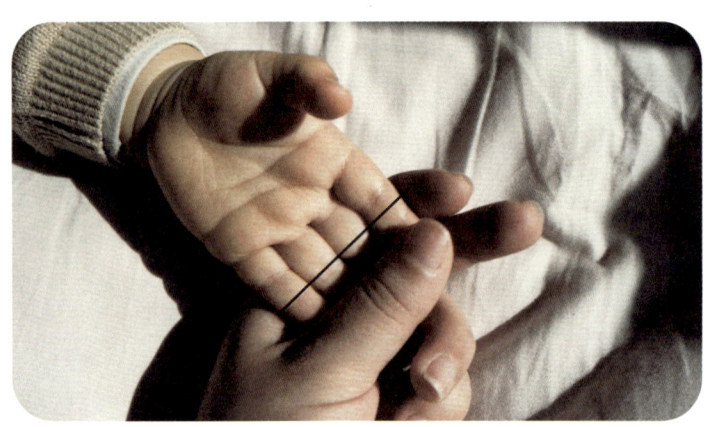

图3 四横纹

小贴士

1. 养成定时排便习惯，避免久坐，多运动。

2. 合理膳食，平时饮食勿过饱，多吃高纤维食物，少食油腻辛辣之物。

3. 如果宝宝在家经过处理仍然数日没有排便，可以使用开塞露辅助润肠通便。若粪便中带血，千万要及时到医院就诊。

推拿治疗腹泻：缓解宝宝腹泻的痛苦

治法　健脾止泻

介质　宝宝润肤露

选穴与操作

1. **补脾经**　家长用拇指指纹面着力，在宝宝拇指指纹面做顺时针方向的旋转推摩，共约5分钟（图4）。

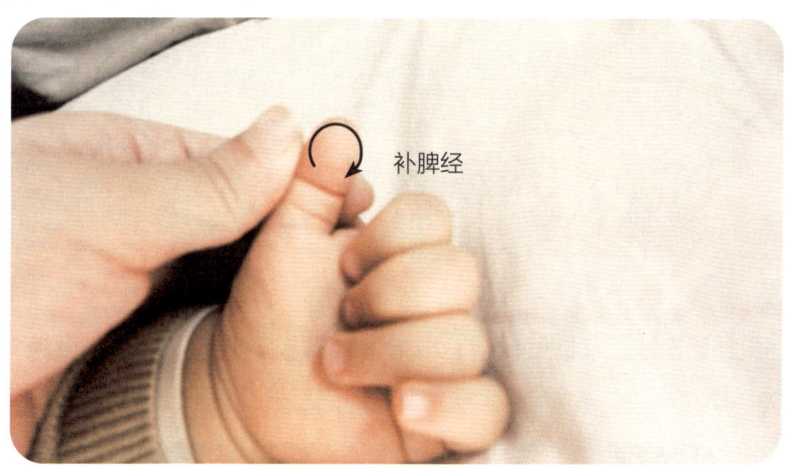

图4　补脾经

2. **补大肠经**　家长用拇指或者食指沿着宝宝食指的桡侧面（靠近拇指的那一面），从指尖向虎口做单方向的直线推动，约5分钟（图5）。

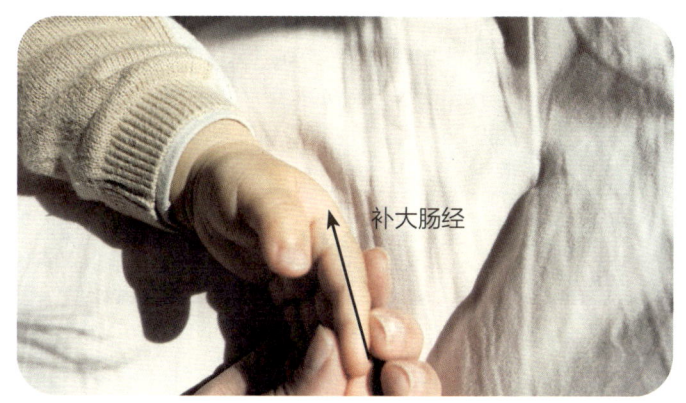

图5　补大肠经

3. **摩腹** 以肚脐为中心，家长用手掌掌面在宝宝腹部做逆时针方向轻柔按摩，约3分钟。

4. **揉龟尾** 家长用拇指端着力，在宝宝尾骨尖与肛门连线的中点处做按揉，约3分钟（图6）。

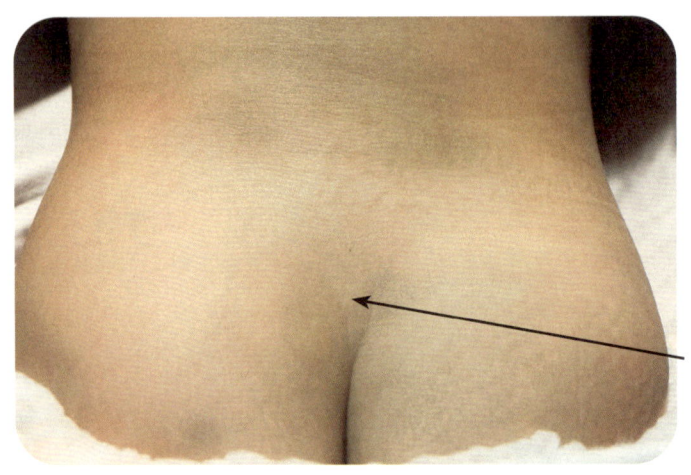

图6 揉龟尾

5. **推上七节骨** 家长用食指、中指指纹面从宝宝尾椎骨端向命门穴直推，约3分钟（图7）。

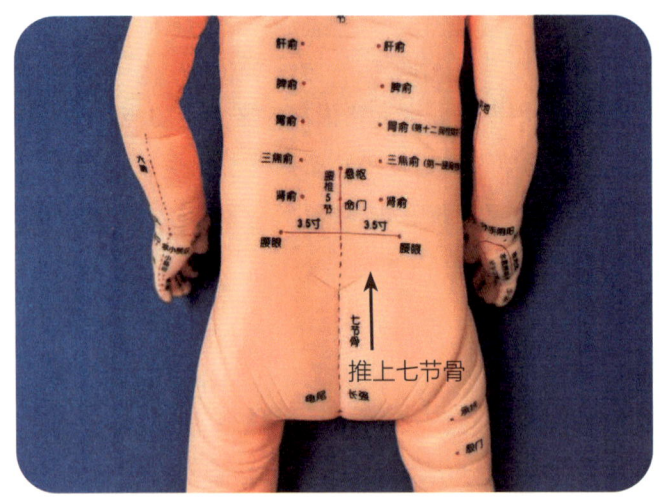

图7 推上七节骨

小贴士

1. 宝宝腹泻时家长应尽量提供清淡易消化的食物，如山药粥、烂面等，少食用豆类、牛奶等容易导致肠胀气的食物；餐具勤消毒；辅食的添加也要循序渐进，不能过杂。

2. 母乳喂养的宝宝发生腹泻常与宝妈的状态有关，所以宝妈也需注意饮食，积极治疗自身疾病。

3. 宝宝每次排便后应及时用温水冲洗臀部，并使用炉甘石洗剂预防红屁股，如果肛门出现红肿可适当涂抹红霉素软膏。

4. 宝宝每次腹泻后记得及时补充水分，如果宝宝病中出现哭时无泪、眼眶凹陷、小便极少等情况，可能是出现了脱水，一定要及时带到医院就诊。

推拿治疗厌食：让宝宝吃得香

治法　健脾开胃

介质　宝宝润肤露

选穴与操作

1. **清补脾经**　家长用拇指指纹面着力，在宝宝拇指指纹面，自指尖向指节方向直推，然后做顺时针方向的旋转推摩，共约6分钟（见图1）。

2. **揉板门**　家长用拇指指纹面着力，在宝宝手掌大鱼际处，顺时针方向揉动，约3分钟（图8）。

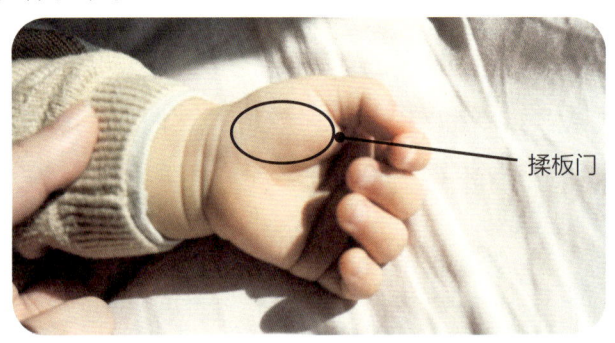

图8　揉板门

3. **摩腹**　以肚脐为中心，家长用手掌掌面在宝宝腹部做顺时针方向轻柔按摩，约5分钟。

4. **捏脊**　家长用拇指与食指、中指相对，自下（腰骶部）而上（颈部）拿捏3遍，从第4遍开始，捏3下，提一下，共6遍（图9）。

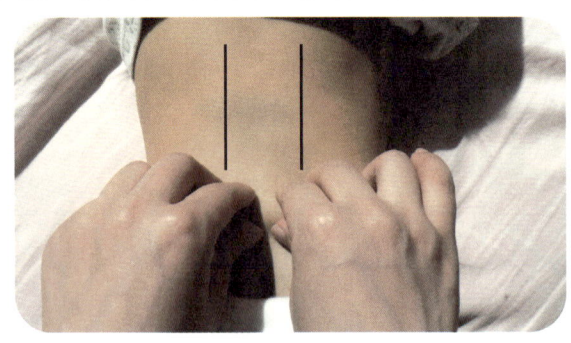

图9　捏脊

5. 有积食的宝宝加清天河水　家长用食指、中指指面自宝宝的手腕部沿着前臂正中面向肘中直推，约3分钟（图10）；脾胃虚弱的宝宝加推三关，家长用食指、中指指面自宝宝的手腕部沿着前臂桡侧缘向肘部直推，约3分钟（图11）。

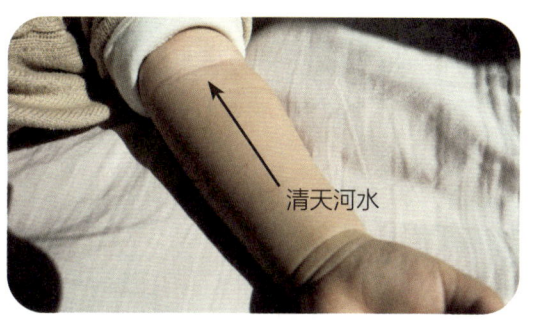

图10　清天河水

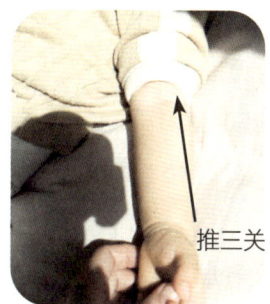

图11　推三关

小贴士

1. 尽量避免宝宝边看视频或者边玩边吃饭，进餐时间控制在30分钟内，勿强行喂食或追着喂食，减少零食的摄入。

2. 先从宝宝喜欢的食物着手，待其食欲增进后，再逐步按照营养的需求提供食物。

推拿治疗反复呼吸道感染：提高宝宝的免疫力

治法 补肺健脾

介质 葱姜水

选穴与操作

1. **补脾经** 家长用拇指指纹面着力，在宝宝拇指指纹面做顺时针方向的旋转推摩，共约5分钟（见图4）。

2. **补肺经** 家长用拇指指纹面着力，在宝宝环指（无名指）指纹面做顺时针方向的旋转推摩，共约5分钟（图12）。

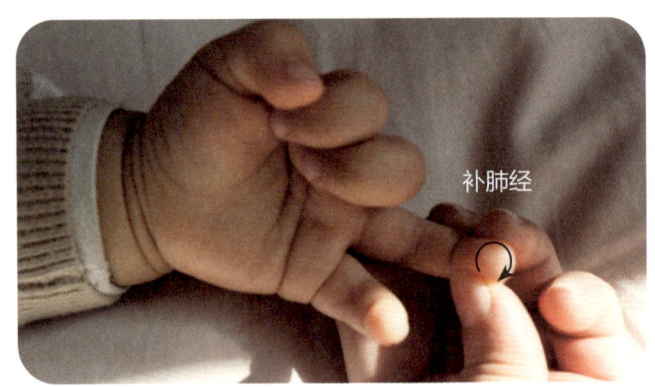

图12 补肺经

3. **揉肺俞** 家长用中指端按揉宝宝背部第3胸椎棘突下旁开1.5寸处，约3分钟（图13）。

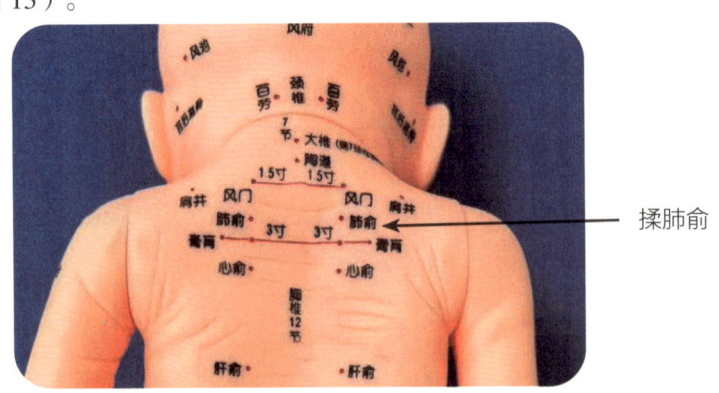

图13 揉肺俞

4. **捏脊** 家长用拇指与食指、中指相对,自下(腰骶部)而上(颈部)拿捏3遍,从第4遍开始,捏3下,提一下,共6遍(见图9)。

5. **按揉足三里** 家长用拇指指纹面按揉宝宝足三里,约5分钟(图14)。

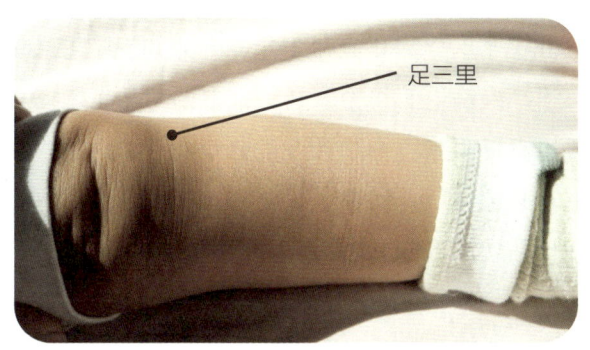

图14 按揉足三里

6. **流涕加揉迎香** 家长用双手拇指自宝宝鼻根处推至鼻翼两旁的鼻唇沟中,再按揉迎香穴,约3分钟(图15)。

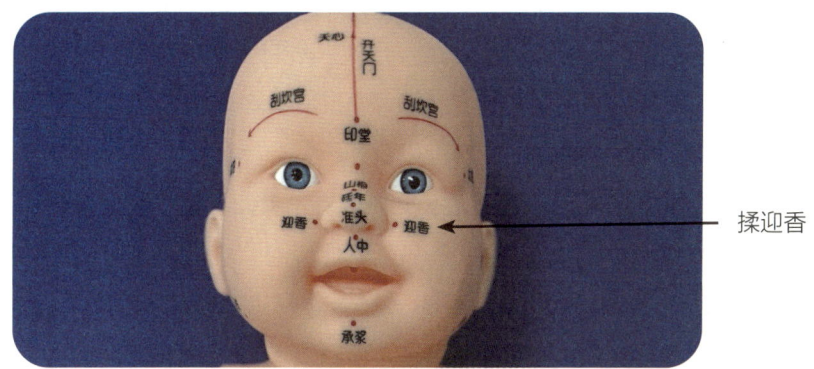

图15 迎香穴

小贴士

1. 秋冬季节或者病毒传播的时候,尽量少带宝宝去较密集、空气不流通的公共场所。

2. 注意气温变化,勿给宝宝穿衣过多或过少。

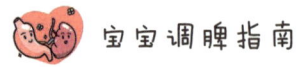
宝宝调脾指南

关于小儿推拿的问与答

1. 没有中医基础的家长可以做小儿推拿吗？会不会没有效果？

一位成熟的小儿推拿医生需要经过多年的专业知识学习和训练，才能为不同宝宝诊断病情、治疗疾病。而作为家长，推拿的对象仅限于自己的宝宝，关注的脾胃疾病一般也只局限于本书中涉及的几个病种。因此，家长不必掌握所有的理论知识，也不必记住所有穴位。只要掌握正确的手法，找准治疗的常用穴位，就可以很快上手为宝宝进行推拿。

2. 给宝宝推拿时，有哪些需要注意的地方？

给宝宝进行推拿，按照整个操作的流程，有几点需要家长们留心。

第一是周围的环境。室内需保持适宜的温度，夏天的空调温度不要设置得太低，防止宝宝在皮肤暴露的情况下着凉；冬天室内打开空调或者取暖器取暖。家长们在推拿前应当修剪好指甲，并用温水浸泡双手，让双手保持柔软、温热。

第二是推拿介质的选择。一般感冒、咳嗽多选用具有解表作用的介质，如葱、姜汁等；如果发热等热证可用清水作为介质。家中给宝宝用的介质刺激性越小越好，如婴幼儿润肤露、乳液都可以。

第三是推拿顺序。一般情况下推荐按"先头面，次上肢，次胸腹，次腰背，次下肢"的顺序进行；也可以从一些刺激性轻的、容易被宝宝接受的部位开始。比如，有的宝宝讨厌被人触碰头部，却喜欢妈妈平时给他揉揉小肚子，那就可以从按摩腹部开始。家长也可以根据宝宝的体位选择最合适的姿势。

3. 在家需要给宝宝推拿的疗程是多长时间，哪些情况下不能推拿？

推拿治疗的疗程应根据病情的轻重缓急来决定。如果是急性病症，应积极就诊，推拿仅可作为一种辅助手段，帮助即时地改善症状，减轻患儿的不适程度，防止病情进一步恶化。而对于慢性病症，手法要轻柔，可以每天推拿一次，也可以隔日一次，但同时需要定期到门诊随访，接受专业评估，以确保病情的有效控制和身体的恢复。

需要特别注意的是，在宝宝发生局部皮肤破损、骨折、感染性疾病、血小板低容易出血的情况下，应避免进行推拿，以免引起并发症或加重病情。

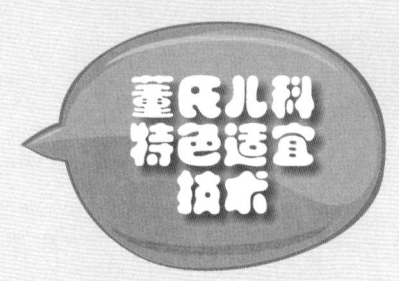

董氏儿科特色适宜技术

  董氏儿科外治法独具特色,包括针刺四缝穴治疗厌食症、董氏指压法治疗吐乳症、董氏开胃散治疗厌食症等。这些疗法通过外治疗法调节孩子的脾胃功能,具有稳定的疗效。然而,在应用这些治疗方法之前,家长应带孩子前往医院进行病情评估和辨证论治,确保治疗的适应性和安全性,并在专业医师的指导下进行科学干预和治疗,才能更有效地缓解孩子的症状,促进健康恢复。

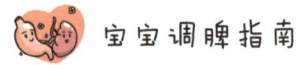
宝宝调脾指南

董氏指压法治疗婴幼儿吐乳症

婴幼儿吐乳症的表现

婴幼儿吐乳症，是指婴幼儿接受哺乳或进食后，胃内容物反流到食管并引发吐奶的情况。这种症状在婴儿中较为常见，特别是在2~4月龄时期。根据严重程度，吐乳症可分为生理性和病理性两种。

大多数婴儿的吐乳症是生理性的，表现为反流不严重，吐乳后通常没有不适感，并且随着月龄的增加，症状逐渐减轻。一般来说，6月龄左右的宝宝反流症状会基本缓解，而且不会对其生长发育造成不良影响。

如果反流较重，出现生长迟缓、喂养困难、拒食、易激惹、频繁哭闹等症状，甚至可能出现消化道外的表现，如反复咳嗽、喘息、吸入性肺炎、姿势异常或贫血等，则应考虑为胃食管反流病，需要积极干预和治疗。

"火丁"的概述

董氏儿科认为因浊邪火热熏蒸，悬雍垂相对面的会厌软骨，局部突起，甚至高耸尖硬，形成"火丁"。"火丁"处于足太阴脾经、足阳明胃经在体内循行所过之处。胃失和降，秽浊之气循经而上，刺激咽喉而引起呕吐。

通过按压"火丁"可获良效，有降逆止呕之效。按压"火丁"这一手法即为"董氏指压法"。

董氏指压法的治疗机制

临床研究及机理探讨表明董氏指压法（按压"火丁"）能促使其舒张，降低胃内压，从而抑制胃内容物的反流和溢出。

在一项动物实验中验证董氏指压法的治疗机制，通过按压"火丁"观察猫胃内容积的变化，发现按压后猫胃容积迅速增大，胃的收缩间歇延长，收缩幅度减小，胃的节律性活动受到抑制，表现为胃的容受性舒张，胃内压降低，进而有效抑制胃内容物的反流。

董氏指压法的适应证与禁忌证

董氏指压法的适应证

包括婴幼儿吐乳症（生理性）及小儿功能性呕吐等疾病。

适用于 7 岁以下的儿童，婴幼儿谨慎使用本法（需专业医师评估操作）。

董氏指压法的禁忌证

1. **咽喉局部病变** 急性咽喉炎、扁桃体炎、口腔溃疡或咽喉部外伤/手术后，患儿悬雍垂呈现红肿、化脓等炎症状态时禁用。

2. **严重器质性疾病** 消化道梗阻、肠套叠、消化道出血引起的呕吐或因脑炎、脑肿瘤导致颅内高压引起的呕吐禁用。

3. **特殊解剖结构异常** 咽喉部肿瘤、先天畸形（如喉软骨软化）等疾病禁用。

4. **全身性危重状态** 高热、昏迷、严重心肺功能不全、凝血功能障碍（可能诱发黏膜出血）等情况禁用。

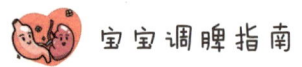 宝宝调脾指南

针刺四缝穴治疗脾失健运型小儿厌食症

小儿厌食症脾失健运型临床表现

较长时期食欲缺乏，见食不贪，甚而厌恶进食、拒食。各年龄儿童均可发病，以1~6岁小儿更为多见。本病可发生于任何季节，但夏季暑湿当令之时，症状加重。

若病程迁延日久，脾胃纳运失司，消化功能下降，饮食精微难化，会导致小儿营养吸收障碍，气血不充，难以满足幼儿快速生长发育之需求，常引发贫血、营养不良、佝偻病等疾病；厌食患儿抗病力下降，易感外邪发生呼吸道疾病，或罹患其他病症，加重了厌食症状，彼此互为因果，从而影响宝宝的整体健康。

四缝穴的定位及功能

四缝穴属经外奇穴，位于第二至第五指掌面，近端指关节横纹中央。

主治小儿疳积。操作方法是使用一次性采血针，点刺出血或挤出少许黄色透明黏液。

针刺四缝穴的治疗机制

董氏儿科认为针刺"四缝穴"可调整三焦，理脾生津。针刺"四缝穴"不仅是一种有效的治疗手段，并且在诊断上亦有鉴别和预后的意义。如通过观察刺出黏液多少，可以判断病情的轻重；观察刺液有无，可以判断处于病中还是病愈等。

近年来，董氏儿科团队使用针刺四缝穴治疗小儿厌食症，均获得较好疗效。团队还发表论文《针刺四缝穴治疗脾失健运型小儿厌食症临床研究》，发现针刺四缝穴疗法可以提高患儿唾液淀粉酶的活力，从而促进食物消化；增加患儿血清胃泌素、β-内啡肽含量，从而调节脑肠肽的分泌，改善厌食症患儿的食欲和食量。

针刺四缝穴的适应证与禁忌证

针刺四缝穴的适应证

多用于1岁以上厌食症患儿,1岁以内婴儿谨慎使用本法(需专业医师评估操作)。

患儿症状表现为食欲显著减退,拒绝进食。可伴随出现腹胀、大便不调(便秘或腹泻)、口臭、夜间哭闹、手足心热等症状。需排除器质性疾病(如胃肠道畸形)或内分泌疾病等引起的厌食。

针刺四缝穴的禁忌证

1. **局部皮肤感染** 针刺部位若存在皮肤破损、感染,应避免针刺,以防感染加重。

2. **出血倾向性疾病** 如患儿有血液系统疾病(如血友病)或易出血史等,则应避免针刺引起出血风险。

3. **严重全身性疾病** 高热、重度营养不良、心肺功能不全、癫痫未控制期、严重免疫功能低下或严重虚弱的患儿等禁用。

4. **严重的消化系统疾病** 如患儿有严重的消化道疾病(如胃肠溃疡、严重胃炎等),则需在医生的指导下慎重考虑针刺疗法。

5. **极度抗拒治疗的患儿** 对于情绪极度紧张、极度抗拒针刺的儿童,可能会导致过度焦虑和治疗不适,宜暂时避免或采用其他治疗方法。

6. **晕针史的患儿** 若患儿有晕针史,易出现晕厥,应特别谨慎,避免针刺治疗。

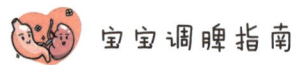 宝宝调脾指南

董氏开胃散外敷治疗湿食里滞型小儿厌食症

小儿厌食症湿食里滞型临床表现

本病多因家长片面强调营养,喂以超量高蛋白质、高能量食物,厚味乳食并进,超过幼儿脾胃运化之能,湿食积滞于中,损伤脾胃,出现厌食、口臭、腹胀不适、大便干结、睡觉辗转难安、舌苔厚腻等不适症状。

董氏开胃散的概述

董氏开胃散源于其第四代传人董廷瑶教授家传验方"董氏消疳甲方",功专消食行滞,健脾开胃。但此方药味极苦,小儿难以接受口服,王霞芳教授依据《理瀹骈文》"外治之药亦即内治之药,所异者法耳"之论,将其筛选改制成散剂外敷。经过多年临床验证,治疗湿食里滞型厌食症疗效显著。

董氏开胃散外敷的治疗机制

董氏开胃散功效

本方专于消食、导滞、健脾、开胃,主治湿食里滞型厌食症。方中主要药物胡黄连有促进消化腺分泌及利胆作用;青皮、枳壳、木香等对胃肠道有兴奋作用,可加强胃肠道的蠕动;谷芽、麦芽富含淀粉酶,具有助消化作用。

外敷穴位选择

推荐外敷于神阙、命门穴。神阙穴为任脉、带脉、冲脉交会之处,命门与神阙穴前后对应,为督脉要穴,阴阳相合,故能与全身诸经百脉、五脏六腑相通,使药效得以深入脾胃经脉而获良效。

董氏开胃散外敷的适应证与禁忌证

董氏开胃散外敷的适应证

出现前述小儿厌食症湿食里滞型症状,如厌食、口臭、腹胀不适、大便干结、

睡觉辗转难安、舌苔厚腻。

董氏开胃散外敷的禁忌证

1. **局部皮肤破损或溃疡** 如果患儿皮肤有创伤、溃疡、皮肤病变或炎症，外敷药物可能会加重局部不适或感染。

2. **严重过敏体质** 对董氏开胃散中的某些成分过敏的患儿，使用外敷法可能会引发过敏反应，如皮肤红肿、瘙痒等。

3. **发热或急性病症** 如患儿正在发热或存在急性胃肠炎等急性病症时，外敷可能对病情恢复产生不良影响，应避免使用。

4. **过度疲劳或虚弱状态** 患儿如果处于体力极度虚弱、过度疲劳的状态下，外敷可能无法发挥最佳作用，并且可能对恢复产生负面影响。

5. **新生儿和早产儿** 对于未满月的新生儿和早产儿，其皮肤屏障未完全发育，过度使用外敷可能引起不良反应，因此应谨慎使用。

6. **不明病因的腹痛或消化不良** 对于腹痛或消化不良原因不明确的患儿，应避免外敷，尤其在症状复杂或没有明确诊断的情况下。

注意事项

董氏开胃散外敷治疗时，家长应密切观察患儿的反应，若出现皮肤红肿、瘙痒等过敏症状，应立即停止使用。

治疗期间避免过度喂养或给予油腻、难以消化的食物，以免进一步加重脾胃负担，影响治疗效果。

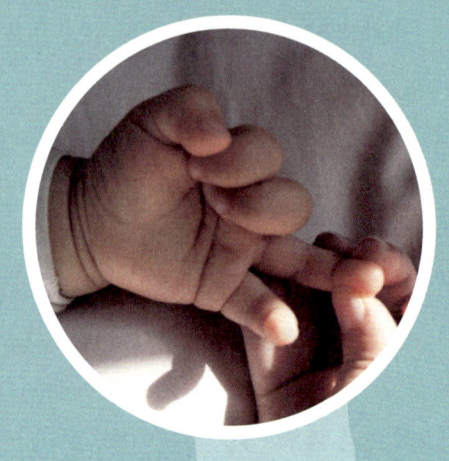

附 录

儿童生活养护宝典
——衣食住行

如何选择安全性高的衣服

确保宝宝在穿衣方面的安全，是每位家长关心的重大问题。随着儿童成长，他们的活动范围逐渐扩大，对衣物的需求也不仅仅是舒适和美观，更涉及安全性。在选择儿童衣物时，家长需要特别关注衣物的设计细节，避免潜在的安全隐患。以下从安全性和功能性两个方面详细探讨如何给宝宝选择衣物。

衣物安全性

纽扣与拉链的安全问题

小儿衣物上常见的纽扣、拉链等配件，如果设计不当，很容易成为安全隐患。纽扣脱落后，宝宝可能会误吞，尤其是婴幼儿时期，他们对周围的小物件特别好奇。衣服设计不合理时，拉链有可能卡住宝宝的皮肤甚至出现夹伤的情况，拉链的松紧度可能导致宝宝在穿脱时发生意外。以下是一些帮助筛选的方法。

1. 选择无纽扣设计的衣物 如今很多儿童衣物已经采用无纽扣设计，家长可以优先选择这类设计简单、没有小配件的衣物。例如，使用魔术贴代替纽扣，既方便宝宝穿脱，也减少了窒息的危险。

2. 避免使用小型扣子 如果必须使用纽扣，选择较大、牢固的纽扣，避免小纽扣脱落后可能被误吞，对宝宝构成危险。

3. 确保拉链设计合理 对于有拉链的衣物，确保拉链滑块和拉链头不容易脱落，最好选用具有保护层的拉链设计，避免拉链夹到宝宝的皮肤。

装饰物的安全性

很多儿童服装会添加各式各样的装饰物，如蝴蝶结、绣花、亮片、皮带、珠子等。这些装饰物看似美观，但也容易脱落，成为宝宝玩耍时的危险物。比如，装饰珠子可能被宝宝吞下；细绳和带子如果设计得过长，可能会缠绕在宝宝颈部或四肢，增加窒息的风险。以下是一些帮助筛选最优选择的方法。

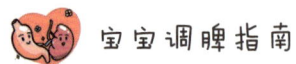 宝宝调脾指南

1. 减少过多装饰物的使用 尽量避免在儿童衣物上加入过多复杂的装饰，尤其是可能脱落的小配件。家长应优先选择简单设计的衣物，可以减少宝宝对于服饰的过度关注。

2. 确保装饰物牢固 如果衣物上必须有装饰物，应确保这些装饰物牢固固定，不易脱落。使用高强度的缝线或者牢固的粘贴技术，以确保装饰物不会掉落。

3. 避免使用绳子、丝带等长物 避免使用长绳、丝带、挂饰等容易引发窒息的装饰，尤其是需要在宝宝脖部和头部佩戴的装饰，要避免使用丝巾、发带等。

面料选择与化学物质

小儿的皮肤相对脆弱，对化学物质敏感。某些衣物可能使用了不安全的染料或化学物质，这些物质对皮肤的刺激较大，可能引发皮肤过敏或其他皮肤病。特别是一些廉价衣物可能含有甲醛等有害成分，对宝宝的皮肤健康造成隐患。以下是一些帮助筛选最优选择的方法。

1. 选择天然、无害的材料 家长应尽量选择纯棉等天然材料衣物，这些面料透气、吸汗，对皮肤友好，可减少过敏和不适的发生。

2. 避免过度染色和化学处理 尽量避免选购过多鲜艳颜色或化学处理过的衣物，购买时可以查看衣物标签，选择符合国际安全标准的认证产品，确保其没有使用刺激性化学染料。

3. 及时清洗衣物 新购买的衣物应当在穿着前洗净，有助于去除衣物上的化学残留和污渍，减少对宝宝皮肤的刺激。在衣物脏污时也要及时清洗，避免滋生细菌损害宝宝健康。

衣物的防滑与保护功能

袜子与鞋子的防滑功能

对于婴儿和学步期的宝宝来说，袜子和鞋子的防滑功能至关重要。这一阶段的宝宝通常还不熟练掌握平衡，穿着不合适的鞋袜可能导致摔倒。以下是一些帮助筛选最优选择的方法。

1. 选择防滑设计的袜子 市面上有专为婴幼儿设计的防滑袜子，这些袜子的底部通常会有橡胶颗粒或硅胶涂层，可以有效增加摩擦力，防止宝宝滑倒。

家长应选择这些带有防滑设计的袜子,以增强宝宝行走的稳定性。

2. 选择合适的学步鞋　对于学步期的宝宝,选择专门为学步设计的鞋子非常重要。学步鞋应该具备柔软的鞋底和适当的支撑力,鞋底的防滑设计也是关键,鞋底应具备良好的抓地力,帮助宝宝平稳地走路并避免摔倒。

衣物设计与活动自由

宝宝在活动时,衣物的设计要确保既能提供足够的保护,又不限制宝宝的活动自由。特别是婴儿和幼儿,他们的活动非常频繁,衣物的设计应该使其可以自由爬行、翻滚、站立、走路。以下是一些帮助筛选最优选择的方法。

1. 选择活动性强的衣物设计　选择设计简洁、剪裁合理的衣物,避免使用过于复杂、束缚性强的衣物,确保宝宝能够自由活动,避免因衣物限制活动导致的不便和危险。

2. 注意衣物的松紧　过紧的衣物可能限制血液流通和宝宝的正常活动,而过松的衣物则容易卡住或被宝宝拉扯,造成绊倒的风险。衣物的松紧度应根据宝宝的身体状况进行合理选择,既要保证舒适,也要避免过于宽松导致的危险。

头部、手部和脚部的保护

宝宝在活动过程中,头部、手部和脚部容易受到外界物体的撞击或伤害,衣物的设计应考虑到这些部位的保护。以下是一些帮助筛选最优选择的方法。

1. 佩戴合适的帽子　尤其是在户外活动时,家长应给宝宝佩戴适合季节的帽子。夏天可以选择宽边帽子遮阳,冬天则应选择带有耳朵保护的毛帽。帽子应设计合理,不压迫宝宝头部,保护其免受烈日或寒风的伤害。

2. 保护手部和脚部　对于婴儿,特别是学步期的宝宝,可以选择适当的手套、袜子和鞋子,以防宝宝在活动时受到擦伤或摔伤。脚部的保护尤为重要,合适的鞋子不仅能保护脚踝,还能帮助宝宝更稳定地站立和行走。

如何帮助宝宝选择适合季节变化的衣物

随着季节的变化,气温、湿度、日照时间等都会发生相应的变化,这些都

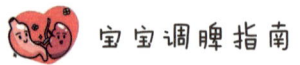
宝宝调脾指南

会对宝宝的衣物需求产生影响。作为父母,根据季节变化为宝宝选择合适的衣物,是保障宝宝健康和舒适的重要一环。本文将从四季的气候特点和宝宝的生理特点出发,详细介绍如何为宝宝选择适合的衣物。

春季:温暖与寒冷交替的季节

春季气候特点

春季是一个温暖与寒冷交替的季节,气温波动较大。早晨和傍晚的气温较低,而中午时分气温相对较高,尤其是在一些地区春天的早晚温差可以达到10℃以上。这种气温波动要求宝宝的衣物必须具备灵活性,既能应对寒冷的早晨,又能适应中午的温暖。

春季时节宝宝的生理特点

春季是宝宝免疫力较为脆弱的季节,温差大容易导致宝宝感冒或生病。此时,宝宝的皮肤也相对较为娇嫩,容易受到外界温度的刺激。因此,穿着的舒适性和透气性是选择春季衣物时的重要标准。

春季衣物选择原则

1. **层次穿着**　由于春季温差较大,适合采用"洋葱"式穿衣法,即通过叠加薄层衣物来应对气温变化。外出时可以穿上一件轻薄的羽绒服或厚外套,里面搭配长袖T恤或薄毛衣,方便根据实际需要增减衣物。

2. **透气性好**　春季气候温暖湿润,容易出汗,因此宝宝的衣物应该选择透气性较好的面料,如棉质等天然材料,可以有效避免宝宝皮肤因捂汗而不适。

3. **避免过热和着凉**　早晨和夜晚的气温较低,家长应选择能有效保暖的衣物,如薄款羽绒服、毛衣、厚外套等;而中午气温回升时,则可以选择长袖或薄外套,适时增减衣物。

4. **防风防雨**　春季风较大,尤其是在一些多风地区,选择防风、防水的衣物尤为重要。比如,可以选择戴帽子和带防风袖口的外套,并日常携带轻便的雨具,以防突如其来的降雨或大风。

推荐衣物

1. **上衣** 棉质长袖T恤、薄款针织衫、薄毛衣、轻便羽绒服、风衣、连帽厚外套等。

2. **下装** 休闲裤、运动裤、打底裤等。

3. **配件** 轻薄的围巾、手套、帽子等，防止早晚的寒冷。

4. **鞋子** 适合春季的运动鞋，既能保护宝宝的双脚，又不会过于闷热。

表2 春季示例场景

时间	气候特点	推荐服装
早晨	气温8℃，风也较大	一件轻便的羽绒外套和一条加绒的运动裤
中午	温度上升到20℃左右	薄款的棉质T恤，并在背包里放上一件轻便的外套，以防万一气温骤降
傍晚	气温回落	及时为宝宝披上外套，预防着凉

夏季：炎热与湿润的季节

夏季气候特点

夏季是一年之中最热的季节，尤其在一些热带或亚热带地区，气温可能达到35℃以上。夏季昼长夜短，阳光强烈，空气湿度较大，容易出汗和感到闷热。这时，宝宝的衣物需要保持凉爽、舒适，并能有效排汗。

宝宝的生理特点

夏季宝宝的皮肤暴露在强烈的阳光下，容易出现晒伤、中暑等问题。此外，宝宝的身体发育尚未完全，体温调节能力较弱，容易因外界气温过高而感到不适。因此，夏季衣物的选择应侧重于防晒、透气和舒适性。

夏季衣物选择原则

1. **透气性强** 夏季气温较高，宝宝容易出汗，因此应选择透气性好的衣物，如棉质、麻质等天然纤维材质，帮助宝宝保持凉爽，避免皮肤长时间接触湿气。

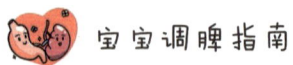

2. **防晒功能** 夏季阳光强烈，宝宝皮肤较嫩，容易受到紫外线的伤害。因此，可以选择具有防紫外线功能的衣物，或为宝宝佩戴宽边帽、太阳镜等防晒配件。

3. **轻便舒适** 选择轻便、舒适的衣物，如短袖T恤、短裤、连衣裙等，能够帮助宝宝活动自如，避免穿着紧束的衣物。

4. **透气鞋袜** 夏季鞋袜选择应以透气性好的材质为主，如棉质袜子、透气运动鞋等，保持脚部的干爽，避免因潮湿闷热导致脚部不适。

推荐衣物

1. **上衣** 短袖T恤、背心、轻薄防紫外线长袖衣物、薄款连衣裙等。

2. **下装** 短裤、薄款长裤等。

3. **配件** 宽边帽、防紫外线帽子、太阳镜、手套等。

4. **鞋子** 透气网面运动鞋、凉鞋等。

5. **内衣** 透气性好的棉质内衣裤等。

表3 夏季示例场景

时间	气候特点	推荐服装
早晨	气温在25℃左右	棉质的短袖T恤和一条舒适的运动裤
中午	气温升高到35℃	一件薄款的短袖和轻便的短裤，带着宽边帽子和太阳镜，避免阳光直射；透气的凉鞋，保证脚部的干爽

小贴士：外出时，尽量避免带宝宝长时间待在阳光直射处

秋季：凉爽与干燥的季节

秋季气候特点

秋季气候逐渐转凉，白天气温适宜，夜晚气温较低，早晚温差较大。空气逐渐干燥，尤其在一些地方，秋季常伴随大风和干燥的气候。此时，宝宝的衣物应能适应温差变化，并保暖、舒适。

宝宝的生理特点

秋季，宝宝容易受到寒冷天气的影响，呼吸道疾病较为常见。秋季干燥，

空气湿度降低,容易导致宝宝的皮肤干裂,尤其是脸部和手部。因此,秋季的衣物不仅要保暖,还要注重皮肤的滋润和舒适性。

秋季衣物选择原则

1. **层次搭配** 秋季温差大,也适合使用"洋葱"式穿法,宝宝的穿着可以根据天气变化随时增减衣物。例如,在早晨和傍晚穿上一件薄外套,中午时则可以脱掉外套,穿上长袖T恤或毛衣。

2. **保暖与透气兼顾** 秋季早晚寒凉,白天气温适中,家长应为宝宝选择既能保暖又具有透气性的衣物,如毛衣、外套等。

3. **抗干燥** 秋季干燥,特别是在一些北方地区,空气湿度较低,容易导致皮肤干裂。家长应为宝宝选择柔软、亲肤的衣物,如棉质毛衣、内衣,避免选择刺激性材质。

推荐衣物

1. **上衣** 毛衣、针织衫、风衣、薄款羽绒服(适应天气变化)。
2. **下装** 休闲裤、运动裤等。
3. **配件** 围巾、手套、帽子等。
4. **鞋子** 透气鞋、秋季靴子等。早晨和傍晚时,可以选择透气性较好的靴子或防风鞋,而中午可以选择透气性较好的运动鞋或休闲鞋。

表4 秋季示例场景

时间	气候特点	推荐服装
早晨	气温低,较为寒冷	一件薄款羽绒外套和一条长裤
中午	气温上升	一件长袖T恤,外面搭配一件轻薄的针织衫,舒适且保暖
傍晚	气温回落	为宝宝加一条围巾

冬季:寒冷与干燥的季节

冬季气候特点

冬季气候寒冷且干燥,尤其是在北方地区,冬季气温可低至零下几十度。

寒冷的天气要求宝宝的衣物具备强大的保暖功能，避免寒冷的天气给宝宝带来健康问题。冬季气候通常伴随大风，因此衣物的防风性能尤为重要。

宝宝的生理特点

冬季，宝宝的体温调节能力较弱，容易受到低温影响。长时间待在寒冷环境中容易导致感冒、冻伤等。此外，由于冬季空气干燥，宝宝的皮肤容易变得干燥甚至龟裂，需选择更加温和的衣物来保护皮肤。

冬季衣物选择原则

1. **保暖性强** 冬季的衣物首要任务是保暖，选择羽绒服、棉服等具有保暖性的外套，内搭厚毛衣、羊毛衫等，保证宝宝不会受到寒冷侵袭。

2. **防风防寒** 冬季大风天气较多，因此外套和裤子应该选择防风的款式，并注意衣物的紧密度，避免寒风透入。冬季的配件非常重要，围巾、手套、帽子等都可以有效减少体热的散失。尤其是帽子，可以为宝宝提供额外的保暖，避免寒风直接侵袭宝宝的头部。

3. **亲肤舒适** 冬季皮肤容易干裂，衣物的内衬应选择柔软、亲肤的面料，避免刺激宝宝的皮肤。

4. **防冻防湿** 冬季的鞋子应选择保暖且防滑的雪地靴或者棉靴，袜子可以选择羊毛材质，保暖且不容易湿透。这样即使宝宝在雪地上玩耍，也能保持脚部的干燥和温暖。

推荐衣物

1. **上衣** 羽绒服、厚毛衣、棉衣等。

2. **下装** 保暖裤、棉裤等。

3. **配件** 围巾、手套、保暖帽、雪地靴等。

4. **鞋袜** 防水防滑的雪地靴、保暖运动鞋等。

表5 冬季示例场景

时间	气候特点	推荐服装
早晨和傍晚	寒冷，风雪交加	厚厚的羽绒服，配上加绒的裤子和防滑雪地靴，戴上厚围巾和手套，确保宝宝不受寒风侵袭

(续表)

时间	气候特点	推荐服装
中午	气温略微回升	可在温暖的阳光下散步玩耍，着装注意防风

结语

季节变化对宝宝的衣物选择至关重要，家长需要根据气候特点、宝宝的生理需求以及舒适性来为宝宝挑选合适的衣物。通过合理的搭配和选择，不仅能够帮助宝宝应对不同的季节变化，还能保障宝宝的健康和舒适。

春捂秋冻是否有道理

"春捂秋冻"这一传统的养生观念，源于人们对季节变化的观察和总结。简单来说，春捂秋冻意味着在春季要适当增加衣物保暖，而在秋季则要适当减衣，以增强身体的耐寒能力，帮助调整身体的免疫力和适应力。那么，这种养生方式是否适合现代儿童的健康成长？在气候变化频繁的今天，如何根据春秋季节的特点进行科学的穿衣安排，既避免过度捂热，也避免寒冷侵袭，是家长在季节交替时需要关注的问题。

本文将结合"春捂秋冻"的传统理念，从儿童生理学的角度出发，分析其在儿童养护中的适用性及实际操作，探讨如何在春季和秋季为宝宝合理安排衣物，确保宝宝健康成长。

春捂的科学性及其在儿童养护中的体现

春季，尤其是早春时节，气温变化较大，早晚温差较大。虽然白天气温回升，但早晨和晚上气温仍然较低，有时白天气温会发生骤变，给宝宝的身体带来一定的适应压力。传统的"春捂"观念强调，在春季要适当增加衣物保暖，以帮助身体度过寒冷的早晨和夜晚，增强宝宝的抗寒能力，避免因寒冷刺激导致感冒或其他健康问题。

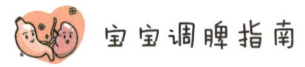
宝宝调脾指南

春季气候特点与儿童生理特点

春季的气候变化具有较大的不确定性。早晨和傍晚时分，气温较低，尤其是在北方地区，夜间最低温度可能降到5~10℃，而白天气温可升高至15~20℃。春季气温波动较大，容易让宝宝产生冷热不适的症状，对儿童免疫系统的影响较大。

儿童的免疫系统尚在发育中，尤其是3岁以下的宝宝体温调节能力较差，容易受到气温变化的影响。春季寒冷的天气增加宝宝的生理负担，因此在这个季节里，适当增加衣物能够避免宝宝受到寒冷的侵袭，减少因寒冷刺激而导致的感冒、咳嗽等问题。

如何科学"春捂"

1. **增添衣物，但要适度**　传统观念中的"春捂"并非意味着要让宝宝穿得像冬天时那般厚，而是强调要根据早春气温的变化为宝宝增添合适的衣物，比如家长可以根据气温适当增加一件薄羽绒服、棉衣或马甲。对于较小的宝宝，尤其是婴幼儿，春季衣物的选择尤为重要。家长可以在外出时为宝宝多带一件外套，根据气温调整，保持宝宝身体的温暖，同时避免过热。

2. **分层穿衣，保持灵活性**　由于春季气温波动较大，采用"洋葱"式穿衣法尤为有效。可以选择贴身的长袖T恤、保暖内衣等打底衣物，再加上一件合适的外套，外套可以选择防风、防水且透气的款式。这种分层穿衣法不仅可以保持温暖，还能根据气温的变化随时增减衣物，避免过热或着凉。

3. **重视儿童的颈项部、头部和脚部保暖**　春季温差较大，容易导致宝宝的身体出现冷热不均的情况，可以为宝宝戴上一条轻便的围巾，穿上一双厚袜子，并为他们戴上帽子以避免受寒。

春捂的注意事项

虽然"春捂"有其科学性，但也需要根据宝宝的实际情况来判断。过度捂热可能会导致宝宝出现出汗、皮肤湿疹等问题，因此要时刻关注宝宝的体温和舒适度。如果宝宝出汗过多或表现出不适，应该及时减衣。

秋冻的科学性及其在儿童养护中的体现

与春季气候的多变不同，秋季的气候通常比较干燥，气温逐渐降低，早晚的温差相对较大。秋季的寒冷来得较为缓慢，不会像冬季那样迅速降温，因此在传统文化中有"秋冻"之说，意思是在秋季可以适当减少衣物，锻炼身体的耐寒能力。适当"秋冻"有助于宝宝逐步适应低温环境，提高免疫力，从而减少冬季生病的概率。

秋季气候特点与儿童生理特点

秋季的气温逐渐下降，尤其是在夜晚，气温可能悄然降到10℃以下，而白天气温保持在15℃左右。秋季气候干燥，空气湿度低，儿童的皮肤和呼吸道对干燥环境较为敏感，容易引发呼吸系统和皮肤方面的问题，如干咳、皮肤干裂等。因此在秋季养护中，除了穿衣外，家长还需要注意空气湿度的调节和皮肤护理。

如何科学"秋冻"

1. 逐步添加衣物，增强耐寒能力　秋季虽然气温逐渐下降，但不应立即穿过多衣物。在秋季的初期，家长不应急于为宝宝添加衣物，尤其是在白天气温较高时，可以让宝宝穿着长袖T恤、薄款毛衣或外套，避免穿得过厚。如秋季早晚气温较低时，可以为宝宝多准备一件外套，随时增减。

2. 增强体质，适应温差　"秋冻"还包括让宝宝适应温差，增强身体的抗寒能力。家长可以通过增强宝宝的户外活动来提高其免疫力与耐寒能力。

3. 注意保湿与呼吸道保护　秋季气候干燥，家长需要特别注意宝宝的皮肤和呼吸道的护理。可以使用润肤霜保护宝宝的皮肤，避免皮肤干裂。同时，空气干燥容易引发呼吸系统问题，家长要确保家里空气湿润，必要时使用加湿器，保持空气湿度。

秋冻的注意事项

秋季的气温虽然逐渐下降，但如果气温骤降或寒潮来袭，家长要及时为宝宝增加衣物。秋季"秋冻"强调的是适应气温变化，并非让宝宝在寒冷天气中忍受寒冷，家长要根据气温的变化灵活增减衣物，帮助宝宝逐步适应外界温度。

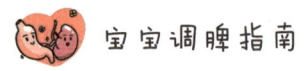 宝宝调脾指南

春捂秋冻对儿童养护的综合指导

关注宝宝的体感与舒适度

家长在安排宝宝衣物时,要时刻关注宝宝的体感。过度捂热会导致宝宝出汗,湿气停留在皮肤上容易引发皮肤问题,甚至诱发感冒;而穿得过少则容易受寒,因此要保持最适宜的状态。

均衡营养与增强体质

在春季和秋季,除了适当的穿衣外,均衡的饮食和加强锻炼也同样重要。家长可以通过给宝宝提供丰富的营养,尤其是富含维生素C、D和锌的食物,帮助宝宝增强免疫力,提高抗寒能力。

结语

"春捂秋冻"作为一种传统的养生观念,经过多年的实践验证,确实有一定的道理,尤其是在帮助儿童调节体温、增强免疫力方面。在现代养护中,家长应该根据气候变化、儿童的个体差异和健康状况,灵活调整宝宝的穿衣方式,避免过度捂热或过度寒冷,确保宝宝既能适应季节变化,又能保持身体的舒适与健康。

在家穿袜,出门戴帽有道理吗

在日常生活中,家长经常会遇到关于宝宝在家穿袜和出门戴帽的讨论。这些看似简单的习惯,实际上涉及宝宝的身体健康、生活习惯以及心理发展等多个方面。以下将从多个角度探讨其中的道理。

对宝宝健康的好处

温度调节

宝宝的身体相较于成年人更容易受温度变化的影响。

1. **在家穿袜** 即使在家中,尤其是在冬季,家里的地面温度往往较低,穿

袜子可以保持宝宝脚部的温暖，促进血液循环，避免因寒冷引起的感冒和其他健康问题。

2. 出门戴帽 头部散热较快，尤其在寒风中，戴上帽子可以有效防止体温降低，保护宝宝的健康。

预防疾病

宝宝的免疫系统尚未成熟，容易受到外界环境的影响，需要额外的防病措施。

1. 袜子保护 穿袜子可以防止脚底直接接触地面，减少细菌感染的风险，尤其是在公共场所和卫生条件不佳的环境中。

2. 帽子的作用 出门时，帽子可以保护宝宝的头部和耳朵不受寒风刺激，降低患上感冒或耳郭冻疮的风险。

穿袜和戴帽的注意事项

袜子的选择

1. 材料 选择透气性好、吸湿性强的袜子材料，如棉质袜子，避免使用化学纤维材料，以减少脚部出汗和异味。

2. 尺码 袜子的尺码应合适、过紧的袜子可能会影响血液循环，过松的袜子则容易脱落，影响穿着体验。

帽子的选择

1. 款式 选择适合宝宝头型和年龄的帽子，确保帽子不压迫耳朵和头部，影响舒适度。

2. 材料 帽子的材质应柔软、透气，冬季可以选择保暖性好的材料，夏季则应选择轻薄、透气的材质。

适时更换

在外出时，如果天气变化较快，应随时关注宝宝的舒适度，适时为他们更换袜子或帽子。例如，在温度升高时，可以适当脱掉帽子，以防过热。

宝宝调脾指南

宝宝睡觉要穿袜子吗

宝宝睡觉是否需要穿袜子，主要取决于几个因素，包括环境温度、宝宝的个人习惯和健康状况。如果选择让宝宝穿袜子，建议选择柔软、透气的棉质袜子，以确保舒适，避免过热，影响睡眠。

1. **环境温度** 在寒冷的天气中，穿袜子可以帮助保持脚部的温暖，预防感冒和其他健康问题；温暖的天气中，宝宝可以选择不穿袜子，以避免过热和不适。

2. **宝宝的个体差异** 有些宝宝习惯于穿袜子睡觉，觉得这样更舒适；而有些宝宝则喜欢赤脚入睡，家长应尊重宝宝的个人偏好。

3. **健康状况** 如果宝宝容易感冒或经常感觉手脚冰凉，穿袜子可能会对他们有益。

结语

综合来看，宝宝在家穿袜子、出门戴帽是一种科学合理的做法，家长在日常生活中应积极引导宝宝养成这些良好的习惯，关注他们的穿着，保护他们的健康。在实际操作中，家长要根据宝宝的具体情况、天气变化以及个人喜好，灵活调整穿着，确保宝宝在舒适的环境中成长。通过合理的穿着方式，帮助宝宝适应不同的环境，提高其自我保护意识，为他们的健康成长奠定良好的基础。

食养儿童

如何确保儿童的膳食平衡

《中国学龄儿童膳食指南》(简称《儿童膳食指南》)的核心要点

《儿童膳食指南》强调饮食要多样化、营养平衡、规律进餐,并且适合儿童的消化吸收能力。以下是《儿童膳食指南》中关于脾胃保护的要点。

1. **合理分配三餐** 儿童的胃容量较小,因此要避免一次性摄入过多食物,应该合理分配三餐及加餐,保证充足的营养供应。

2. **注意膳食平衡** 确保食物的种类丰富多样,保证充足的能量、蛋白质、维生素、矿物质以及膳食纤维的摄入。

3. **控制油脂和盐分** 减少油脂和盐分的摄入,避免过度油腻和刺激性食物,帮助脾胃消化和吸收。

4. **避免过多精制糖分** 过多的精制糖分容易导致消化系统负担过重,增加脾胃的负担,易引发腹泻或食欲减退。

食物大类建议

儿童饮食搭配应注重营养均衡、多样化,并适合他们的生长发育需求。以下是一些具体的建议。

主食类

1. **全谷物** 如糙米、全麦面包、燕麦等,提供能量和膳食纤维。
2. **杂粮** 如小米、玉米、红薯等,增加营养多样性。

蛋白质来源

1. **动物蛋白** 如鸡蛋、鱼肉、鸡肉、瘦肉等,提供优质蛋白质。
2. **植物蛋白** 如豆腐、豆浆、坚果等,可在素食饮食中补充蛋白质。

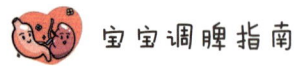宝宝调脾指南

蔬菜和水果

1. 深色蔬菜 如菠菜、胡萝卜、南瓜等，富含维生素和矿物质。
2. 水果 如苹果、香蕉、橙子、蓝莓等，提供维生素和抗氧化剂。

乳制品

牛奶、酸奶、奶酪可提供钙和维生素 D，促进骨骼发育。

健康脂肪

坚果和种子如核桃、杏仁、亚麻籽等，提供健康脂肪。

水果可以代替蔬菜吗

当宝宝不喜欢吃蔬菜时，不少爸爸妈妈就会用水果代替蔬菜，实际上水果、蔬菜各有所长，不能相互代替。

营养成分不同

蔬菜 通常富含更多的矿物质（如钙、铁、镁）和维生素（如维生素 K、叶酸），且热量较低，适合大量食用。

水果 虽然富含维生素 C 和抗氧化剂，但含糖量较高，过量摄入可能导致热量摄入过多，增加肥胖风险。

膳食纤维类型不同

蔬菜 尤其是绿叶蔬菜和根茎类蔬菜，含有更多不溶性纤维，有助于促进肠道蠕动，预防便秘。

水果 主要含有可溶性纤维，如果胶，有助于调节血糖和胆固醇。

实际建议

蔬菜和水果各有独特的营养成分，均衡摄入才能确保儿童获得全面的营养。不同颜色和种类的蔬菜和水果也可提供多样化的选择，它们所含有的不同抗氧化剂和植物化学物质，有助于增强免疫力。

根据膳食指南，儿童每天应摄入适量的蔬菜和水果，每日推荐摄入量如下。

1. **蔬菜** 每天至少3份（1份约等于半碗熟蔬菜）。

2. **水果** 每天2~3份（1份约等于一个中等大小的苹果或半碗切块水果）。

3. **搭配方式** 可以将蔬菜和水果搭配在日常饮食中，如早餐加入水果，午餐和晚餐多吃蔬菜。

另外，如果宝宝偏食，不喜欢吃蔬菜，可以尝试将蔬菜融入其他食物中，如做成蔬菜汤、蔬菜饼等，同时适当增加水果摄入量，但仍需逐步引导宝宝接受蔬菜。

总之，任意种类的食物在儿童的饮食中都扮演着重要角色，不能互相替代。均衡摄入各种食物，才能确保宝宝获得全面的营养，支持健康成长。

应避免哪些食物以保护脾胃

脾胃在中医学中被视为人体的"后天之本"和"气血生化之源"，负责消化和吸收营养，维持生命活动的正常运行。因此，日常生活中保护脾胃非常重要。以下是需要尽量避免的一些食物种类。

生冷食物 生冷食物如冰镇饮料、冰淇淋以及未经煮熟或加热处理的食物等，会刺激脾胃，导致消化功能下降，尤其是对于脾胃虚弱的人群，应尽量避免食用。

辛辣刺激性食物 辣椒、胡椒、芥末、大蒜等辛辣刺激性食物会刺激胃黏膜，引起胃部不适，长期大量食用可能导致胃炎、胃溃疡等疾病。

高脂食物 高脂食物如炸鸡、炸薯条、肥肉等，难以消化，会加重脾胃负担，导致消化不良，影响脾胃功能。

碳酸饮料 碳酸饮料的主要成分有碳酸气体、糖分、其他酸性物质、人工色素和香料等，这些成分会刺激胃黏膜，引起消化不良、腹痛、腹胀，甚至对于牙齿、骨骼的发育都有影响。应少喝或避免碳酸饮料如可乐、雪碧等饮料的摄入。

粗纤维食物 虽然膳食纤维对健康有益，但过量摄入粗纤维食物如芹菜、竹笋等，会加重脾胃负担，导致消化不良。

过咸食物 过量摄入盐分会导致胃黏膜受损，增加胃炎、胃溃疡甚至胃癌

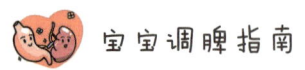

等疾病的风险。应控制每日盐分摄入量，避免过咸食物。

过甜或过酸食物 高糖食物（如蛋糕、糖果、巧克力、饼干）可增加脾胃负担，过酸食物（如醋腌制品）刺激胃酸分泌，导致胃黏膜受损。

不新鲜食物 变质、过期或不新鲜的食物可能含有有害物质，对脾胃造成刺激和损害。应避免食用此类食物，确保饮食安全。

乙醇（酒精） 酒精会刺激胃黏膜，导致胃炎、胃溃疡等疾病。过量饮酒还会损害肝脏，影响脾胃功能。应限制酒精摄入，保护脾胃健康。儿童禁止饮酒。

含咖啡因饮料 咖啡、浓茶等含咖啡因饮料会刺激胃酸分泌，加重胃部不适。儿童不论有无脾胃虚弱症状都应减少此类饮料的摄入。

不易消化的食物 如糯米、粽子等黏性食物，以及豆类、玉米等不易消化的食物，会加重脾胃负担，导致消化不良。脾胃虚弱者应适量食用。

加工食品 速食品、罐头等加工食品中通常含有添加剂、防腐剂，不利于脾胃健康，长期食用可能引发慢性疾病。

总之，保持良好的饮食习惯，注重荤素搭配，不偏食，有助于保护脾胃，维持身体健康。同时，还应注意饮食规律，避免暴饮暴食，应适量运动，保持良好的生活习惯。

细嚼慢咽能养护脾胃吗

"细嚼慢咽"是我们从小听到的饮食建议，尤其在老一辈的教育中，这句话被视为一种健康的饮食习惯。那么，细嚼慢咽到底对我们的脾胃有什么好处？它真的能养护脾胃吗？今天，我们就从医学的角度一起探讨这个问题。

细嚼慢咽对脾胃的益处

细嚼慢咽是指在进食时，充分咀嚼每一口食物，尽量放慢进食的速度，让食物与唾液充分混合。这一习惯在脾胃的养护中具有许多好处。

改善消化功能

1. 减轻胃肠负担 脾胃虚弱的一个表现就是消化功能减弱，食物进入胃肠后可能难以完全消化。细嚼慢咽可以将食物磨碎，减小食物颗粒的大小，增加食物与消化液的接触；此外，唾液中含有淀粉酶，可以帮助分解食物中的淀粉，使食物在口腔中被初步消化，从而提高食物的消化率，帮助食物更好地消化。

2. **增强饱腹感，避免过度进食**　细嚼慢咽有助于提高饱腹感。进食速度过快会使大脑难以及时收到"饱了"的信号，容易导致过量进食，增加胃肠道的负担。通过细嚼慢咽，可以让大脑有足够的时间感知饱腹感，从而避免暴饮暴食，对脾胃是一种保护作用。

3. **促进肠胃蠕动，预防便秘**　细嚼慢咽还可以帮助促进肠道蠕动。吃得过快、咀嚼不充分的食物往往较为粗糙，肠道不容易消化，可能导致便秘；而经细嚼慢咽的食物通常更容易被肠道吸收，肠道蠕动更加顺畅，预防便秘的发生。

4. **帮助更好吸收营养**　脾胃虚弱时，吸收功能也会变差。细嚼慢咽可以有效提升食物的消化和吸收效率，使得脾胃能够获得充分的营养物质，帮助身体恢复体力、增强免疫力。

有助于宝宝身心健康

1. **保护牙齿健康**　食物在口腔中长时间咀嚼，能够刺激唾液分泌，唾液不仅有助于消化食物，还能保护口腔的健康。唾液中含有天然的抗菌成分，能够帮助清洁口腔，减少细菌在口腔中的滋生，降低龋齿的发生率。另外，对于正在发育中的宝宝来说，细嚼食物能够刺激牙齿和颌骨的发育，还可以锻炼宝宝的咀嚼肌肉，促进牙齿的健康生长。此外，通过认真咀嚼硬质食物，对牙齿的磨损和强化具有积极作用，能够有效预防牙齿过早松动或其他牙齿问题。

2. **培养宝宝的专注力**　细嚼慢咽不仅有助于身体健康，还能帮助宝宝培养良好的饮食习惯。宝宝在吃饭时如果能够集中注意力，慢慢咀嚼食物，不仅能享受食物的美味，还能养成专心吃饭的习惯，提高他们的专注力，对宝宝今后的学习和生活也有积极的影响。

3. **避免暴饮暴食，改善情绪**　许多宝宝把吃饭当成玩耍，吃得又快又多，或者暴饮暴食，导致身体不适。细嚼慢咽有助于宝宝形成规律、理智的饮食习惯。培养宝宝良好的饮食习惯，不仅可以避免暴饮暴食，还能帮助宝宝在吃饭时放松心情，减轻压力，形成健康的情绪管理。

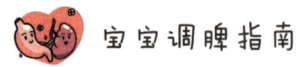 宝宝调脾指南

细嚼慢咽的实际操作技巧

要养成细嚼慢咽的习惯,并非一朝一夕的事情。以下是一些实用的建议。

1. **每口食物咀嚼 30 次**　一个简单的目标是,每一口食物至少咀嚼 30 次。这个频率可以有效帮助食物与唾液混合,提高消化效率。

2. **放慢进食速度**　避免吃得太急,可以通过在每口食物之间放下餐具等方式,放慢吃饭节奏,让宝宝更加意识到进食的过程。

3. **专心吃饭**　一边吃饭一边看电视、玩手机等容易分散注意力,不知不觉就加快进食速度。专心吃饭有助于细嚼慢咽,充分体验食物的味道,同时也有助于肠胃的消化吸收。

细嚼慢咽的注意事项

虽然细嚼慢咽对宝宝有很多好处,但家长也应注意以下几点。

1. **适度鼓励**　宝宝年纪小,可能很难长时间保持专注,家长可以通过适当的提醒来帮助宝宝养成细嚼慢咽的习惯,但不要强迫他们每一口都咀嚼很长时间。

2. **引导教育**　家长可以通过示范和引导,让宝宝明白细嚼慢咽的重要性,而不是单纯地通过指责或者惩罚来督促宝宝。

3. **适合食物**　对于较小的宝宝,尤其是婴幼儿,要确保食物适合宝宝的咀嚼能力,避免食物过硬或过大块,影响宝宝的咀嚼和吞咽。

结语

细嚼慢咽不仅是中国传统饮食文化中的智慧,也有着科学的基础。它不仅有助于促进消化吸收、保护牙齿、预防肥胖、提高饮食质量,还能帮助培养良好的饮食习惯。家长应该在日常生活中通过言传身教,引导宝宝养成这一健康的饮食习惯,帮助宝宝在未来的成长过程中保持身心健康,更好地适应生活中的各种挑战。

脾胃虚弱要多喝粥吗

脾胃虚弱是中医常见的体质问题，通常表现为食欲不振、消化不良、腹胀、乏力、腹痛或排便异常等症状。脾胃在中医学理论中被视为"后天之本"，负责消化和吸收食物的营养，关系到气血的生成和身体的健康。因此，脾胃虚弱不仅会导致胃肠道的症状，还会导致免疫力下降的问题。

脾胃虚弱的特点

以下症状表明脾胃的消化和吸收功能较弱，需要通过合理的饮食调理来帮助恢复。

1. **食欲减退** 即便宝宝饿了，也觉得没有胃口，进食时感觉很少有食欲。
2. **腹胀、腹痛** 宝宝在进食后容易感到胃部不适，如腹胀、腹痛、恶心等现象。
3. **疲倦、乏力** 由于脾胃无法有效消化吸收营养，宝宝身体缺乏能量，容易感到疲劳。
4. **排便异常** 有些人会出现腹泻、大便不成形、便秘、大便偏干的情况。

粥的特点

粥是由米或其他谷物加水煮成的一种食物，它有以下几个特点。

1. **易消化吸收** 粥中的米粒已经被煮得软烂，容易消化，特别适合脾胃虚弱的人食用。其消化负担轻，能够帮助脾胃更好地吸收养分。
2. **滋补脾胃** 中医认为，粥具有温和滋补、养脾健胃的作用，尤其适合脾胃虚弱者。小米粥、白米粥、山药粥等都能温养脾胃，增强消化功能。
3. **滋润肠胃** 粥的水分含量高，可以帮助润滑肠道，缓解脾胃虚弱引起的便秘或大便干燥等问题。
4. **多种搭配** 粥可以根据个人体质加入不同的食材，比如红枣、桂圆、枸杞、山药等。这些食材不仅增加了粥的营养价值，还能针对脾胃虚弱者的不同症状起到相应调理作用。

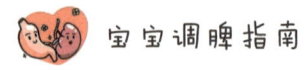
宝宝调脾指南

脾胃虚弱时喝粥的好处

对于脾胃虚弱的人来说,喝粥有许多好处。

1. 轻松消化,减轻脾胃负担 脾胃虚弱的人消化系统较为脆弱,食物过于油腻或生硬可能导致消化不良。而粥具有非常好的消化吸收性,特别是经过长时间炖煮的米粥,已经被分解成易于吸收的小分子,能够让脾胃更轻松地消化和吸收。

2. 调理脾胃功能,促进气血生成 脾胃虚弱常伴随着气血不足,加入红枣、桂圆等食材煮成的粥,能够起到养血安神的作用,促进气血的生成,有助于恢复体力,增强免疫力。

3. 缓解便秘,润肠通便 粥含有丰富的水分和膳食纤维,能够帮助润滑肠道,促进肠道蠕动,缓解便秘。此外,温暖的粥也能起到温和的作用,缓解便秘造成的胃肠道刺激症状。

4. 温和滋养,避免寒凉食物 脾胃虚弱的人要避免寒凉、滋腻的食物。粥作为一种温和的食物,可以在不刺激脾胃的情况下滋养身体,不易引起胃部不适。

哪些类型的粥适合脾胃虚弱的人群

根据不同的症状和体质,脾胃虚弱的人可以选择以下几种粥。

1. 小米粥 小米性温,能够健脾养胃,尤其适合脾胃虚弱造成食欲减退、消化不良的人群。

2. 山药粥 山药具有健脾养胃的作用,能增强胃肠的吸收功能,适合脾胃虚弱且容易腹泻的人。

3. 红枣粥 红枣有补气养血的功效,可以改善脾胃虚弱导致的气血不足,适合体力下降、免疫力差的人。

4. 糯米粥 糯米性温,能健脾养胃,尤其适合脾胃虚弱、体质较寒的人。

注意事项

虽然粥对脾胃虚弱的人有很多好处,但也有一些事项需要注意。

1. 生长发育期的宝宝不建议长期以粥为主食 儿童需要丰富的营养来支持身体发育，因此我们要确保宝宝摄入足够的蛋白质、脂肪、碳水化合物、维生素和矿物质，保证食物种类丰富，应包括肉类、鱼类、蛋类、豆类以及新鲜蔬菜、水果和全谷物。适当提供需要咀嚼的食物，如坚果，有助于锻炼口腔和胃肠功能，促进消化系统发育。如果偶尔想将粥作为主食，可以在粥中加入肉类、蔬菜等，提高其营养密度。

2. 避免过度食用甜粥 虽然红枣、桂圆等食材对脾胃有益，但如果粥中加入过多糖分或甜味食材，可能会加重脾胃负担，因此应适量食用。

3. 根据个人体质选择食材 不同的脾胃虚弱症状需要不同的食材调理，要选择适合自己体质的食物。

结语

脾胃虚弱的人可以通过适量喝粥来帮助调理脾胃，促进消化吸收、健脾养胃、润肠通便等；然而，喝粥并不是解决问题的方法，它只是脾胃虚弱调理中的一种辅助手段。脾胃虚弱的人还应结合科学饮食、规律生活以及必要的中医调理来全面改善体质。如果脾胃虚弱症状较为严重，建议咨询中医师或营养师，制订个性化的调理方案。

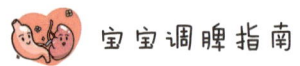

宝宝调脾指南

住宅儿童

如何营造适合儿童健康的居住环境

儿童的健康成长与居住环境密不可分。一个安全、舒适且健康的居住环境不仅有助于宝宝的身体发育，还能促进他们的心理健康和学习能力。以下从空气质量、安全性、光线、温度、噪音、心理环境等方面，介绍如何打造适合儿童健康的家居环境。

空气质量：清新呼吸

1. 避免污染物 减少使用含有挥发性有机化合物（VOC）的装修材料，如油漆、胶水等。选择环保型家具和装饰材料。

2. 定期通风 每天保持室内通风，尤其是在烹饪后或使用化学清洁剂时。

3. 绿植净化空气 在室内放置适量绿植（如吊兰、虎尾兰），可帮助净化空气，但需避免宝宝误食。

4. 安装空气净化设备 在污染较重的季节（如冬季雾霾）使用空气净化器，过滤细颗粒物（$PM_{2.5}$）和其他有害颗粒物。

安全性：无忧玩耍

1. 材料的安全性 儿童的皮肤对化学物质较为敏感，因此家长在选择家具和装修材料时，应尽量选择环保无毒的产品。此外，应尽量避免使用过多的塑料制品，减少有害物质的释放。

2. 家具安全设计 选择圆角设计的家具，避免尖锐边角。安装防撞条和家具固定装置，防止倾倒。

3. 电器和插座防护 推荐为插座安装防护盖，避免儿童误触；电器需放置在宝宝够不到的地方。

4. 楼梯和窗户防护 推荐安装楼梯护栏和窗户安全锁，防止意外坠落。

5. 玩具与小物件 确保玩具无尖锐边缘、无毒,避免存在可被吞咽的小零件。

光线：自然与人工结合

1. **自然采光** 阳光有助于人体合成维生素 D，促进骨骼发育和免疫系统的正常功能。宝宝的房间尽量多利用自然光，有助于调节生物钟和情绪；同时，窗户应有足够的遮光装置，以便睡眠时减少光线干扰。

2. **合适的灯光** 选择光线柔和的 LED 灯，避免刺眼的蓝光。书桌灯需有较好的显色性和亮度，保护视力。

3. **夜间光线** 提供柔和的夜灯，既能帮助宝宝入睡，也方便夜间起床时活动。

温度和湿度：舒适环境

1. **温度控制** 保持室内温度适宜（冬季 18~22℃，夏季 24~26℃），推荐使用恒温空调帮助调节。

2. **湿度适中** 相对湿度控制在 40%~60% 之间，可使用加湿器或除湿机调节，过于干燥或潮湿都会影响宝宝的健康。

3. **衣物与床品** 根据季节更换合适的床上用品和衣物，避免因过冷或过热而感冒。

噪声控制：宁静空间

1. **降噪材料** 使用隔音窗帘、地毯等以减少外部噪音对室内的干扰。

2. **避免内部噪音** 限制电视音量和家庭娱乐活动的声音。

3. **睡眠环境** 创造安静的睡眠空间，帮助宝宝拥有高质量的睡眠。

心理环境：舒适与温馨

1. **色彩搭配** 儿童房的色彩宜明快但不过于刺激，如柔和的蓝色、绿色、黄色，有助于安抚情绪。

2. **空间布局** 为宝宝提供自由活动的空间，让他们能够尽情玩耍和探索。

3. **亲子互动** 布置适合家庭共同活动的区域，例如阅读角、玩具区，增强亲子间的互动与联系。

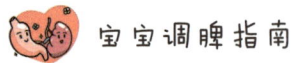
宝宝调脾指南

4. 减少屏幕时间 提供丰富的书籍和益智玩具,减少电子设备对儿童注意力的干扰。

室内环境:整洁与干净

1. 定期清洁 儿童的免疫系统尚未完全发育,容易受到室内尘土、细菌和病毒的侵害。因此,家长应定期清洁宝宝的居住环境,尤其是玩具、床单、地板、窗帘等,减少尘螨、细菌、霉菌的滋生。每周至少清洁一次房间,确保环境干净卫生。

2. 消除过敏原 过敏原如尘螨、宠物毛发等常常存在于家中的多个角落。家长可以给宝宝使用防螨床垫和枕套,避免过敏原的刺激。同时,如果家中养宠物,应定期给宠物清洁,避免其皮屑、毛发等对宝宝产生刺激。

其他注意事项

1. 厨房安全 煤气开关对充满好奇心的儿童有着莫名的吸引力,为防止意外,建议选择带有防护罩的煤气灶,并养成随手关闭煤气的习惯。烹饪时,锅具手柄应朝向墙壁,避免朝外放置,以防儿童拉拽导致烫伤。热水壶、茶壶等物品应放置在远离桌边的地方,避免儿童触碰造成烫伤。使用牢固的餐桌垫代替桌布,防止儿童拉扯桌布导致物品掉落造成伤害。

2. 卧室安全 从小教导宝宝认识跌倒的危险,并告知他们哪些行为是安全的,哪些是危险的。当宝宝在沙发、床铺等高处玩耍时,务必有大人陪伴在侧,确保安全。建议在婴儿床、阳台、窗户等位置安装防护栏,并在婴儿床周围铺设柔软的地垫,防止宝宝意外跌落受伤。

打造适合儿童健康的居住环境,不仅需要硬件设施的支持,还需要父母的用心陪伴和科学引导。在清新、安全、舒适的家中,宝宝才能拥有健康的身体和快乐的童年。通过细致的规划和持续的关注,我们可以为宝宝的成长构筑一个美好的港湾。

如何避免居住环境中的内分泌干扰物

近年来，环境内分泌干扰物（endocrine endocrine disruptor，EED）对儿童健康的影响引起了广泛关注。这些化学物质可能影响儿童免疫系统、神经系统的生长发育，甚至增加将来患慢性疾病的风险。那么，家长如何有效减少儿童居住环境中的内分泌干扰物，给宝宝提供更健康的成长空间呢？本文将为您详细解答。

什么是环境内分泌干扰物

环境内分泌干扰物（EED）是一类能够影响人体内分泌系统的环境化学物质，可能导致生殖、神经和代谢功能异常。儿童正处于快速生长发育阶段，特别容易受到这些物质的影响。儿童接触 EED 可能导致性早熟或发育异常、免疫系统功能受损、注意缺陷等问题，也会增加将来患肥胖、糖尿病等慢性病的风险。

常见的环境内分泌干扰物及其来源包括以下几种。

1. **双酚 A（BPA）** 广泛用于塑料制品，如奶瓶、食品包装、罐头内衬等。
2. **邻苯二甲酸酯（phthalate）** 用于塑料制品、玩具、香水、洗发水等。
3. **阻燃剂** 存在于家具、地毯、电子产品等。
4. **重金属（铅、汞、镉）** 可能存在于老旧油漆、污染水源、玩具等。
5. **农药和杀虫剂** 可能残留在食物、空气或家庭清洁产品中。

如何减少儿童居住环境中的内分泌干扰物

选择安全的餐具和食品储存容器

1. **避免使用塑料奶瓶和食物容器** 尤其是带有"3、6、7"标志的塑料，这些塑料可能含有 BPA 或邻苯二甲酸酯。
2. **使用玻璃、不锈钢或陶瓷餐具** 避免塑料制品在加热或存储食物时释放有害物质。
3. **避免食用罐头食品** 罐头内衬可能含 BPA。

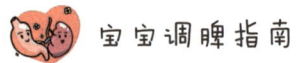

4. 不要微波加热装在塑料容器中的食品 可将食品转移到玻璃或陶瓷容器中再加热。

选择安全的儿童玩具

1. 选择标注"不含 BPA、邻苯二甲酸酯"的玩具,尤其是塑料玩具。

2. 避免购买香味浓烈、颜色过于鲜艳的塑料玩具,这些可能含有增塑剂和重金属。

3. 选择天然木质或硅胶玩具,减少化学物质接触。

改善室内空气质量

防范室内空气污染发生,控制室内灰尘,减少有害物质积累。

1. 经常开窗通风,降低室内化学污染物浓度;可使用空气净化器,减少空气中的有害颗粒物。

2. 定期清洁家居,使用湿布擦拭家具,防止灰尘积累内分泌干扰物;使用高效过滤吸尘器,减少灰尘中的重金属和化学污染物。

3. 避免使用地毯,地毯容易积累灰尘和化学物质。

4. 避免使用空气清新剂、香薰蜡烛,这些产品可能含有挥发性有机化合物,会影响儿童呼吸健康。

5. 选择无甲醛或低 VOC 的装修材料和家具,如实木家具、水性涂料等。

选择天然、安全的个人护理用品

1. 选择无香料、无防腐剂的洗护用品,如儿童洗发水、沐浴露、润肤霜等。

2. 避免使用含有邻苯二甲酸酯的化妆品和指甲油。

3. 使用天然植物油作为婴儿护肤品,如椰子油、橄榄油。

选择健康、安全的食品

1. 避免高污染鱼类(如金枪鱼、大型深海鱼),这些鱼可能富集汞等重金属。

2. 清洗果蔬时可使用小苏打水浸泡 10~15 分钟,以减少农药残留。

3. 避免含人工色素、防腐剂的食品,如某些零食、糖果、加工食品等。

谨慎选择家用清洁用品

1. 选择无毒环保的清洁剂，如白醋、小苏打，减少化学清洁剂带来的污染。

2. 避免使用含有氯、氨、邻苯二甲酸酯的家用清洁产品，这些成分可能会影响儿童的呼吸和免疫系统。

3. 使用纯棉或竹纤维的抹布，减少微塑料污染。

培养良好的生活习惯

1. 勤洗手，避免将含有有害物质的物品放入口中。

2. 多吃新鲜蔬果，增强身体排毒能力。

3. 定期进行户外活动，呼吸新鲜空气。

结语

儿童的免疫系统和内分泌系统仍在发育，对环境中的化学物质更加敏感。通过优化儿童的居住环境、选择安全的食具和玩具、减少空气和食品中的污染源、选用健康的个人护理用品和清洁剂等方法，可以有效减少儿童接触环境内分泌干扰物的风险。健康从家庭做起，从日常生活中的小习惯开始，逐步减少有害物质的暴露，为宝宝创造一个更加安全、健康的成长环境。

有哮喘的宝宝可以和宠物一起住吗

很多家庭养宠物已成为日常生活的一部分，但对于有哮喘的宝宝来说，是否可以和宠物一起生活是家长关注的重要问题。宠物的毛发、皮屑及分泌物可能成为过敏原，引发或加重哮喘症状。然而，是否一定要避免养宠物？我们需要科学地分析。

宠物对哮喘宝宝的影响

1. 可能引发过敏反应 宠物的皮屑、毛发、唾液和尿液中含有蛋白质过敏原，这些物质可以诱发宝宝的过敏反应，并进一步加重哮喘症状。

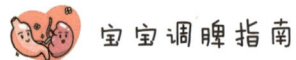

2. 环境中的过敏原增加 宠物在室内活动时,上述过敏原会黏附在家具、地毯上,也会形成灰尘或气溶胶悬浮在空气中,长期接触可能导致宝宝的哮喘发作频率增加。

3. 免疫耐受的可能性 研究表明,从小与宠物共同生活的宝宝可能会对某些过敏原产生一定的免疫耐受能力,降低未来患哮喘或过敏的风险。

如何平衡宠物与哮喘宝宝的共存

如果家庭已经养了宠物,并希望让哮喘宝宝与宠物共同生活,家长可以采取以下措施来减少负面影响。

1. 选择低致敏宠物 一些犬种和猫种相对低致敏,如贵宾犬、比熊犬或无毛猫,但没有真正的"无过敏宠物"。避免养会大量掉毛的宠物,如长毛犬或猫。相比之下,不带毛的宠物如金鱼、乌龟等,通常不会引发哮喘问题。

2. 控制宠物活动范围 不允许宠物进入宝宝的卧室,以减少宝宝直接接触宠物毛发和皮屑的机会。让宠物主要活动在通风良好的区域。

3. 保持良好环境卫生 定期清洁地毯、沙发和床单,减少宠物皮屑积累;使用高效空气净化器过滤空气中过敏原;经常给宠物洗澡和梳理毛发,以减少皮屑脱落。

4. 加强宝宝的健康管理 定期带宝宝就医,评估哮喘等疾病控制情况,并遵医嘱坚持使用抗过敏或哮喘控制药物。日常注意观察宝宝的反应,一旦发现哮喘加重,就应及时调整养宠物的策略。

哮喘宝宝的其他生活管理建议

除了宠物问题,哮喘宝宝的日常管理也至关重要。

1. 避免接触其他过敏原 如花粉、尘螨、烟草烟雾等,保持室内空气清新。

2. 合理饮食 避免摄入可能引发过敏的食物,如海鲜、坚果等,多吃富含维生素C的新鲜蔬菜和水果。

3. 适度运动 在哮喘控制良好的情况下,鼓励宝宝参加适度的运动,增强体质。

结语

养宠物一事因人而异，并非所有哮喘宝宝都无法与宠物共存，关键在于家长如何科学管理环境。如果宝宝对宠物过敏严重，建议避免养宠物；如果症状较轻，并能做好环境控制，哮喘宝宝仍有可能安全地与宠物共同生活。在做决定前，建议咨询儿科或过敏专科医生，根据宝宝的具体情况选择合适的生活方式。

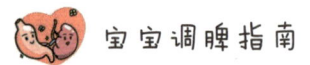

宝宝调脾指南

行健儿童

如何科学安排儿童的运动

"生命在于运动"，运动对儿童的身心健康至关重要，它不仅有助于增强体质，还能提升注意力、情绪管理能力以及社交技能。但面对五花八门的运动项目，很多家长都犯了难：到底该给宝宝选哪种运动呢？又该如何安排儿童的运动时间？以下是一些科学建议，帮助家长为宝宝制订合理的运动计划。

不同的年龄段有不同的运动需求

学龄前儿童（3~5岁）

特点 这一年龄段宝宝活泼好动，精力旺盛，但注意力持续时间短。我们要让宝宝在安全的环境中通过玩耍自然活动，可以选择一些简单的活动，避免过于复杂或高强度的项目，以培养运动兴趣和基本的运动技能。

建议 每天至少安排3小时的活动时间，包括自由玩耍和有组织的活动。家长可以带宝宝进行跳绳、游泳以及各类亲子游戏比如踢球、丢沙包等，帮助宝宝提高大肌肉的控制能力。

学龄儿童（6~12岁）

特点 宝宝的体力和运动能力逐步增强，适合开始接触一些更专业的运动。因此，活动要注重趣味性和多样化，避免长时间的单一活动，多增加团体运动，培养宝宝的团队意识、社交能力。家长也可以鼓励宝宝尝试不同的运动，看看他们是否有潜力发展为专业运动员。

建议 每天至少进行1小时中高强度运动，例如骑自行车、跳绳、跑步、平衡车、滑板车、团队运动等。此外，每周可安排3次强度更高的活动（如球类比赛）以增强骨骼和肌肉力量。

青少年（13~19岁）

特点 这一阶段宝宝身体发育迅速，可能面对学业压力或沉迷电子设备的影响。可以结合兴趣选择运动项目，比如篮球、舞蹈或户外探险，同时兼顾社交和团队合作。

建议 每天至少进行1小时中高强度运动，包括有氧运动（如跑步、游泳等）和肌肉锻炼（如俯卧撑、举重等）。

了解宝宝的兴趣和身体状况

为宝宝选择运动的首要原则是遵循宝宝的兴趣。如果宝宝对某项运动没有兴趣，家长一味强迫他们去做可能会适得其反，导致他们反感运动。所以，家长可以通过观察宝宝的活动偏好来选择运动类型。

1. **喜欢奔跑和探索的宝宝** 可以尝试足球、篮球、羽毛球等运动，这些运动需要较强的体力和协调性，能帮助宝宝消耗多余的精力。

2. **喜欢安静和协调的宝宝** 可以选择游泳、体操、舞蹈等运动，这些运动能帮助宝宝提升柔韧性、平衡感和专注力。

3. **喜欢社交的宝宝** 适合团队运动，如篮球、排球、足球，不仅能锻炼体能，还能增强宝宝的合作精神和集体荣誉感。

如何合理安排运动时间

1. **选择各类运动的最适宜时间段** 早晨可以进行轻微活动以唤醒身体，比如拉伸、慢跑；下午或傍晚是进行高强度运动的最佳时间，宝宝的体力和协调性在此时更佳；饭后运动应安排在饭后至少1小时，避免肠胃不适。此外，还可通过步行上学、爬楼梯等方式，自然地将运动融入生活，而不只是在特定时间活动。

2. **兼顾学习与休息** 确保运动时间不会影响宝宝的学习和休息。比如利用课间10~15分钟进行简单的活动，也能缓解学习疲劳；睡前避免剧烈运动，以免影响入睡。

3. **灵活调整时间** 周末或假期可安排更长时间的户外运动，比如远足、爬山等。不仅能让宝宝接触大自然，还能增加新鲜感。

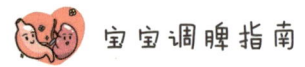
宝宝调脾指南

如何让宝宝爱上运动

要想让宝宝爱上运动，需要从兴趣、环境、家庭影响和成就感等多方面入手。以下是一些具体方法，帮助宝宝逐渐培养对运动的热爱。

营造轻松有趣的运动环境

1. **变运动为游戏** 特别是年幼的宝宝，更喜欢参与在游戏中活动。因此家长可以通过"追逐游戏"锻炼宝宝的跑步能力，或玩"跳房子"增强其灵活性。

2. **加入创意元素** 利用彩色障碍物、音乐或趣味规则让运动更吸引人。

3. **选择适合的难度** 避免太过简单或困难的活动，帮助宝宝建立信心。

家长作榜样并参与其中

1. **以身作则** 家长对运动的态度会深深影响宝宝。定期锻炼、主动参与运动活动，是最直接的激励方式。

2. **亲子互动** 通过和宝宝一起运动，比如打羽毛球、散步或骑自行车，不仅能增进亲子关系，还能让运动变得更有趣。

创造积极的运动文化

1. **故事激励** 通过分享运动员的励志故事或观看比赛激发宝宝的兴趣。

2. **结伴活动** 鼓励宝宝与同龄人一起运动。团队活动能增加趣味性，也让宝宝更有动力坚持。

3. **融入学校和社区活动** 支持宝宝参加学校的运动社团，并鼓励其积极加入运动俱乐部或社区活动，让宝宝在有组织的氛围中找到归属感。

设立目标和奖励机制

1. **小目标逐步达成** 通过逐步提升运动难度，比如今天跑步500米，下次尝试600米，让宝宝感受到进步的喜悦。

2. **即时奖励** 完成运动后，可以通过鼓励、赞美或小奖励（如贴纸）激发宝宝热情。在宝宝参加比赛后，无论成绩如何，都为他们的努力而庆祝，让宝宝体验成就感。

避免常见误区

1. **不以成绩为目的** 避免将运动与竞技成绩直接挂钩,尤其是对年幼的宝宝。运动的核心在于获得健康和快乐,而非追求比赛成绩或技能等级。让他们享受过程,比追求结果更重要。

2. **不过度施压** 宝宝不想运动时,不要强迫或批评。家长应通过和宝宝沟通了解背后的原因,温和引导。

3. **保护安全** 家长要为宝宝选择适合的装备和场地,不盲目挑战有难度且危险的运动,并为其佩戴必要的护具(如头盔和护膝),避免运动中受伤。

4. **运动量过多或过少** 过度运动可能导致身体损伤,过少运动则不利于成长。家长需根据宝宝体能调整强度和时间。

结语

儿童时期的运动习惯将对其一生的健康产生深远影响。通过选择适合宝宝的运动并科学安排运动时间,不仅有助于身体发育,还能提高团队协作能力、增强自信心,帮助宝宝学会坚持和自律。家长应多与宝宝沟通,结合其兴趣和生活节奏,为宝宝打造健康快乐的运动生活!

运动的治疗作用有哪些

运动对儿童疾病的治疗作用非常显著,尤其是在其生长发育过程中,合理的运动不仅能够促进身体健康,还能帮助预防、缓解甚至治愈多种常见疾病。

防治多种疾病

治疗和预防肥胖

儿童肥胖已成为全球公共健康问题,过度的脂肪积累不仅影响外貌,还可能引发糖尿病、高血压、骨关节病等一系列疾病。适当的运动可以提高新陈代谢,促进脂肪的燃烧,有助于预防和改善肥胖症状,保持健康的体脂比例。

推荐运动:有氧运动如跑步、游泳、骑自行车、跳绳等。

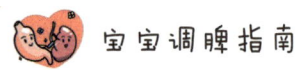

缓解过敏性疾病

儿童过敏性疾病，如哮喘和过敏性鼻炎，常会给宝宝带来很大的不适。适度的有氧运动可以改善肺部功能和呼吸肌肉的力量，帮助儿童增强气道的扩张性和肺活量，还有助于增强免疫系统的功能，提高对过敏源的耐受性，从而缓解哮喘症状。

推荐运动：游泳（水中的湿气有助于缓解呼吸道的刺激症状）、慢跑、骑自行车等低强度的有氧运动。

治疗和预防软骨发育不良及骨质疏松

儿童软骨发育不良或骨质疏松会导致骨骼发育不良，可能影响宝宝的运动能力、姿势和体形。负重运动有助于刺激骨骼的生长和骨密度的增加，可增强骨骼对钙质的吸收，减少骨折的风险，促进骨骼健康。

推荐运动：跑步、跳跃、踢足球、跳绳等。

缓解注意缺陷多动障碍

注意缺陷多动障碍（ADHD）是儿童常见的行为和心理问题，表现为无法集中注意力、易冲动和过度活跃。研究表明，适量运动，尤其是有节奏、有组织的运动（如篮球、足球、舞蹈、瑜伽等），可以帮助患儿集中注意力，改善行为控制，并减少焦虑和冲动行为。运动能够促进大脑神经递质的分泌，增强大脑的功能。

推荐运动：篮球、足球、跳舞、骑车等团队性或有节奏的运动。

增强免疫力，防治上呼吸道感染

儿童免疫系统尚未成熟，容易受到病毒、细菌感染，尤其是上呼吸道感染（如感冒、流感等）较为常见。适量的户外运动可以保证适量的阳光照射，有助于增强儿童的免疫系统，增加白细胞的活跃度，促进淋巴系统的循环，提高抗病能力。

推荐运动：户外活动如跑步、游泳、爬山等。

治疗便秘

便秘是儿童常见的消化系统问题，可能由饮食不规律、缺乏运动或心理压力等因素引起。跑跳类运动能够增强腹部肌肉和肠道的力量,促进肠道蠕动,帮助食物更顺畅地通过肠道,减少便秘问题。

推荐运动:跳绳、跑步、骑自行车等。

减少儿童的脊柱问题

如脊柱侧凸等问题可能影响宝宝的姿势和日常活动。适度的运动有助于增强核心肌群(如腹部和背部肌肉),增强脊柱的柔韧性和力量,减轻脊柱侧凸的程度。

推荐运动:游泳、瑜伽、舞蹈、体操等。

促进正向成长

缓解焦虑、抑郁和情绪问题

儿童也可能出现焦虑、抑郁等心理问题,特别是在面对学业压力、家庭问题或社交困难时。运动可以通过提高内啡肽等神经递质的分泌,帮助宝宝调节情绪,减轻焦虑和抑郁症状。此外,运动还有助于增加宝宝的自信心,还能提高他们的情绪管理能力。

推荐运动:游泳、跑步、瑜伽、舞蹈等能够促进放松和情绪调节的运动。

促进智力发展与认知功能

儿童的智力和认知功能在成长过程中迅速发展,规律的运动可以促进大脑的血液流动,有助于大脑发育,还能激活大脑区域,增强学习和记忆能力。研究表明,运动能够提高儿童的认知功能和思维能力,尤其是在语言能力、数学能力和社交能力方面有帮助。

推荐运动:户外活动(如骑车)及集体运动(如篮球、足球、羽毛球)等。

促进良好的睡眠

儿童在成长过程中,常常会出现睡眠问题,如失眠、夜醒等。运动可以帮助消耗多余的能量,促进身体放松,从而改善睡眠质量。特别是有规律的运动能够帮助宝宝建立健康的作息时间,缓解焦虑,帮助入睡。

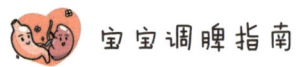

推荐运动：跑步、游泳、瑜伽等。

结语

运动是儿童健康的基石，它对许多疾病的治疗和预防都有积极的影响。适当的运动能够促进儿童的身体发育、增强免疫力、改善情绪和心理健康，从而预防和治疗各种儿童疾病。家长和教育工作者应根据宝宝的年龄、体能和兴趣选择合适的运动，鼓励他们保持活跃，养成健康的生活方式。同时，针对有特殊疾病的儿童，家长可以在专业医生的指导下，制订个性化的运动计划，以促进其健康恢复和全面发展。

哪些运动能增强儿童脾胃功能

脾胃是人体消化系统的重要组成部分，特别是对于生长发育期的儿童来说，脾胃功能是否健康直接关系到营养吸收和身体发育。除了通过合理的饮食调理，适当的运动也是增强儿童脾胃功能的重要方式。我们现向大家介绍一些有助于增强儿童脾胃功能的运动。

儿童版五禽戏

五禽戏是中国传统健身气功的重要组成部分，由东汉名医华佗创编，模仿虎、鹿、熊、猿、鸟五种动物的动作，结合中医理论，达到强身健体的效果。近年来，针对儿童身心特点，专家们编创了儿童版五禽戏，旨在通过趣味化的动作设计，帮助宝宝在游戏中锻炼身体，提升健康水平。

儿童版五禽戏包含虎、鹿、熊、猿、鸟五种动物的动作，每种动作都有其独特的健身效果。

虎戏模仿老虎的威猛，通过"虎举"和"虎扑"动作，伸展筋骨，活动脊柱，主练肝胆；鹿戏模仿鹿的敏捷，通过"鹿抵"和"鹿奔"动作，扭转腰脊，主练肾与骨；熊戏模仿熊的稳重，通过"熊运"和"熊晃"动作，运转腹腔，主练脾胃；猿戏模仿猿的机警，通过"猿提"和"猿摘"动作，主练心神与血脉，养心健脑；鸟戏模仿鸟的轻盈，通过"鸟伸"和"鸟飞"动作，主练肺与大肠，益气健肺。

八段锦

对于年龄稍大的宝宝（如12岁及以上）可以跟随视频练习八段锦。八段锦是一种传统的中国健身气功，具有悠久的历史和深厚的文化底蕴。其动作共八式，包括两手托天理三焦、左右开弓似射雕、调理脾胃须单举、五劳七伤往后瞧、摇头摆尾去心火、两手攀足固肾腰、攒举怒目增气力、背后七颠百病消，具有调脾胃、畅气血、安神志、调生殖、利肝胆、祛湿浊等作用。

练习八段锦时应注意空气新鲜，穿着宽松，并在练习后适当休息，避免立即进行剧烈活动。持之以恒的练习是达到最佳效果的关键。

跳绳

跳绳是一种简单有趣的全身运动，对宝宝的体力要求适中。每天跳绳2~5分钟，有运动习惯后可以适当增加时间。跳绳不仅能够调节脾胃，还可以增强心肺功能，提高儿童运动协调性、反应速度，增加骨骼密度，促进生长发育。

实际跳绳个数应根据个人的体能和健康状况进行调整。建议3~5岁儿童每天300~500次，6~12岁儿童每天700~1200次，13~18岁青少年每天1200~2000次。

慢跑与快走

慢跑和快走都是适合儿童的有氧运动。每天20~30分钟的慢跑或快走，可以提高宝宝的全身代谢能力，促进脾胃功能的改善，对宝宝的骨骼和心肺功能也有好处。

运动前后注意帮助小朋友拉伸，运动过程中注意穿合适的衣服。

踢毽子与攀爬

踢毽子和攀爬运动给宝宝带来乐趣，不仅锻炼了下肢力量和四肢协调性，还能促进全身的气血循环。每天踢毽子10~15分钟或在儿童游乐场进行适当的攀爬，对脾胃有一定的好处。

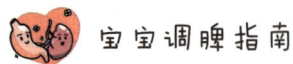
宝宝调脾指南

家长可以加入宝宝踢毽子的行列，一方面可以督促宝宝运动，另一方面可以促进亲子关系，更加有利于宝宝的身心健康。

游泳

游泳是一项全面锻炼身体的运动，推荐每周进行 1~2 次，每次 30 分钟左右。它不仅能够增强心肺功能，还能通过水的阻力对内脏产生温和的作用，有助于脾胃健康。

家长一定要保障宝宝的安全，防止溺水，不要让宝宝只是泡在水里，要保持一定的运动量，否则可能会受凉并引起感冒等疾病。

总结

运动可以有效促进儿童的脾胃功能，但需要结合实际情况选择合适的方式。跳绳、慢跑等轻柔的活动适合日常锻炼，而游泳、八段锦等综合性运动则可以在全面提高身体素质的同时，有助于调理脾胃。

参考文献

1. 中华医学会儿科分会, 中国医师协会儿科医师分会. 诸福棠实用儿科学(第9版)[M]. 北京: 人民卫生出版社, 2025.

2. 赵霞, 李新民. 中医儿科学(新世纪第五版)[M]. 北京: 中国中医药出版社, 2021.

3. 封玉琳, 林洁. 名中医王霞芳学术传承集[M]. 上海: 上海科学技术出版社, 2024.

4. 薛征, 林洁, 胡思源, 等. 儿童厌食中医临床诊疗指南(修订)[J]. 上海中医药大学学报, 2024, 38(01):1-7,17.

5. 方浩然, 李中跃. 2018年北美及欧洲小儿胃肠病、肝病和营养协会儿童胃食管反流及胃食管反流病临床指南解读[J]. 中华儿科杂志, 2019, 57(03):181-186.

6. 中华医学会儿科学分会新生儿学组, 中华儿科杂志编辑委员会. 新生儿牛奶蛋白过敏诊断与管理专家共识(2023)[J]. 中华儿科杂志, 2024, 62(01):12-21.

7. 黎海芪. 婴儿牛奶蛋白过敏预防策略[J]. 中华儿科杂志, 2025, 63(02): 102-106.

8. 侯佳子, 滕旭. 儿童功能性便秘的诊断治疗进展[J]. 中国小儿急救医学, 2024, 31(12):939-942.

9. 中华医学会小儿外科学分会小儿尿动力和盆底学组和泌尿外科学组. 儿童遗尿症诊断和治疗中国专家共识[J]. 中华医学杂志, 2019, 99(21): 1615-1620.

10. 林枫, 赵晶, 陆颖霞, 等. 儿童腺样体肥大伴咽喉反流的临床特征分析[J]. 中华耳鼻咽喉头颈外科杂志, 2024, 59(02):140-146.

11. 杨瑞梅. 夜磨牙症患者咬合及睡眠特征与弹性牙合垫的矫治作用[J]. 世界睡眠医学杂志, 2021, 8(02):216-217.

12. 韩金宏, 王奇民, 王莹, 等. 儿童夜磨牙症与阻塞性睡眠呼吸暂停综合征的相关性探讨[J]. 临床医药文献电子杂志, 2016, 3(36):7128-7129.

13. 章宇潇, 杨凡, 毛萌.《生长减缓婴幼儿的追赶性生长: 指导普通临床医师的专家共识(2023版)》解读[J]. 中华妇幼临床医学杂志(电子版), 2024, 20(04):361-366.

14. 中华医学会儿科学分会内分泌遗传代谢学组, 中国医师协会青春期健康与医学专业委员会, 福棠儿童医学发展研究中心, 等. 儿童特发性矮身材诊断与治疗中国专家共识[J]. 中国实用儿科杂志, 2023, 38(11):801-813.

15. 中华耳鼻咽喉头颈外科杂志编辑委员会鼻科组, 中华医学会耳鼻咽喉头颈外科分会鼻科学组、小儿学组. 儿童变应性鼻炎诊断和治疗指南(2022年, 修订版)[J]. 中华耳鼻咽喉头颈外科杂志, 2022, 57(04):392-404.